浜 六郎

認知症にさせられる!

181

はじめに

「入院して母の性格が変わった」

糖尿病を患う六六歳の女性が急性心筋梗塞を起こし、ある病院の集中治療室に運ばれました。急性期は乗り切ったため約三週間で一般病棟に移り、心筋梗塞後の心不全症状はしだいによくなっていきました。担当医は特別な精神症状を感じていなかったようですが、その女性の娘さんは、入院前から入院中、さらには退院してからの母親の性格の変化がずっと気になっていたとのことです。

入院前は活発で勝ち気、身だしなみや世間のしきたりにきちんと配慮する性格だったのに、一般病棟に移ってからはだんだんと元気がなくなり、言葉数が少なくなったといいます。結局、入院は六か月間に及びました。

退院後もそれまでの性格が変わったかのような状態は続きました。義歯をせずに食事をすることが多くなり、話しかけても「昔のことは知らん」「入院中のことは忘れた」などと答えたり、好きなカラオケに誘われても出かけなかったり、あるいは「風呂の焚き方が分からない」と言って娘に電話をしてきたりするようになりました。

一見、性格が丸くなって穏和になったように感じられたのですが、一方で化粧をしたり髪をすいたりすることがなくなり、顔つきや表情は鈍い感じに変わってきたと娘さんは思っていたそうです。

退院二か月後には、ぬいぐるみに話しかけるようになり、間食が多くなって、注意しても「いや！」と幼稚な反応が見られるようになりました。薬を飲んだ直後でも「飲んでない」と言い張り、食事の量が多くなったため食べ物を取り上げると怒るなどしました。

退院三か月めには、いつもなら必ず一、二か月前から始める彼岸の準備をすっかり忘れてしまうようになっていました。

読者のみなさんは、この女性の症状からどういう病名を思い浮かべるでしょうか。もの忘れや意欲の減退、感情の障害、食行動の異常。それぞれ認知症に典型的に見られる症状です。この女性の家族も「とうとう、ぼけが始まった」と思い、認知症が発症したと考えたそうです。
そう考えるのは当然のことでしょう。でも、結論からいうと、彼女は認知症になったわけではありませんでした。

ガスターの使用を止めたら「ぼけ」が改善

退院三か月めごろになって、当時、私が勤務していた病院へ娘さんが相談に来られました。入院中から母親の性格が変わってきたこと、退院後もだんだんひどくなっていると話し、認知症のような症状が徐々に進んでいるようだと心配していました。私はひと通り話を聞いて、あることが気になりました。

「もしかしてお母さんは入院中に**ガスター**を使用していませんでしたか？」

ガスターとはH2ブロッカーという系統の薬剤で、一般名をファモチジンといいます。胃潰瘍や十二指腸潰瘍などの治療に用いられます。胃潰瘍でなくても、胃が荒れるのを抑えるためにしばしば使用されています。

予想したとおり、一般病棟に移ってから**ガスター**が処方され、退院後もずっと使用しておられることが分かりました。

「まずは**ガスター**の服用を止めてみましょう」

娘さんにそのように提案するとともに、糖尿病と心不全の管理もかねて入院を予約していただきました。

私がこのように考えたのには理由がありました。あとから詳しく述べますが、実はこの方をみる少し前に二人、認知症のような症状が出て、**ガスター**の服用を中止したらすっかりよくなったという経験をしていたからです。

私はなにもここで**ガスター**の悪口を言いたいわけではありません。**ガスター**を服用しないといけない状況もあるでしょう。しかし、**ガスター**が不要な人、**ガスター**の服用を止めて回復する人もいるのです。薬剤の害の側面を決して軽視すべきではないと思います。

そして今回も、結果は予想したとおりとなりました。**ガスター**を止めてから入院までの一週間で目に見えて変化が現れてきました。たとえば食事などの注意に対しても拒絶的な態度を示していたのに、家族の言うことに耳を傾けるようになったのです。

空き部屋ができて入院していただいた後は、日を追って意識が改善しました。人の名前や以前の記憶を取り戻し、好きだった歌も思い出したといいます。一か月後には**ガスター**服用の開始前にほぼ近い状態にまで回復しました。娘さんの表現では「一〇のうち九まで戻った」ということです。

このようにほぼ正常に近い状態になってから、最初の入院時のことを患者さん自身が振り返って言うには、「見舞いにきてくれた人が誰やら、何を話してくれてんのか分からんかったから、受け答えできんかったんや」とのことでした。退院後、カラオケに誘われても「何が歌えるのか分からんから行かなんだ」と言います。

娘さんは、母親が心筋梗塞をきっかけにとうとうぼけが始まった、と思ったそうです。「いったんぼけが始まったら戻らないらしい。どうしようと困っていたけれど、**ガスター**を止めただけで元に戻った。ありがたい」と話していました。

一時的に認知症と酷似の症状が現れる

この女性の身に起きていたのは何だったのでしょうか。それは「せん妄」という状態です。

「せん妄」とは、ひと言で言うと「一時的な認知障害」です。一時的な判断力や理解力の低下、幻覚、妄想、異常行動などの症状をいいます。その症状は認知症と酷似していますが、認知症とは異なります。

認知症は「せん妄」と同様、認知障害ですが、その症状は極めてゆっくり進行し、完治することは残念ながらありません。一方でせん妄の場合、その認知障害は時間単位あるいは日単位の短時間で起き、また一日の間で変動します。

また、せん妄には必ず何か発症の元となる原因があります。その原因は病気の場合と薬剤の場合とが考えられますが、どちらの場合もその原因が取り除かれれば、つまりその病気を治療したり、薬剤の使用を止めれば治まります。

少しずつ進行するのが認知症。急激に発症し、原因が解決すれば治るのがせん妄なのです。

今、私が問題視しているのは、医療の現場で、認知症とせん妄のこの違いがよく理解されていないことです。「せん妄」という症状がそれほど認知されておらず、本当はせん妄状態であって認知症にはなっていないのに、認知症と診断されてしまうケースがあります。認知症と誤診されたまま、認知症用の薬剤が処方されることもありえます。

何らかの薬剤が原因でせん妄になっている場合、そこに認知症用の薬剤やせん妄に用いられる薬剤が加わると、症状はますます複雑になります。たとえば、Aという病気の治療に薬剤Bが用いられ、それが原因でせん妄になっている場合、そこに認知症用の薬剤Cやせん妄に用いられる薬剤Dが加わると、病気Aの症状がしばしば悪化します。そのためBが増やされたりA用の別の薬剤Eが追加され、さらにせん妄が悪化、そこでまたCやDが増加されたり同系統のF、Gが追加され、さらに症状Aが悪化する。このように、悪循環をたどることになり、場合によっては生死にかかわる重篤な状態に至ることさえあるのです。そうした多くの相談を受けています。

冒頭に紹介した女性の場合は危ないところで原因が判明しましたが、本人が認知障害に陥っている以上、家族がよっぽど注意しなければ選択を誤ることになるでしょう。

認知症は薬で完治しない

平成一九年版「厚生労働白書」に掲載された、「高齢者介護研究会報告書『2015年の高齢者介護』」（二〇〇三年六月）によれば、二〇〇二年に約一五〇万人だった認知症の高齢者は、二〇一五年までに二五〇万人、二〇二五年には三二三万人になると推計されています。二〇一五年までに三〇〇万人を超えるとする予測さえあります。これは、主に団塊の世代が認知症を発症しやすい年齢に達することを考慮しての推計ですが、社会全体として認知症の人を多数抱えることになることには違いありません。

社会の高齢化に伴って認知症の高齢者が増え続けている割りに、認知症をめぐる正しい知識や情報が社会に十分に普及しているとはいえません。

特に私が気になるのは、「病には薬で」という考え方があまりに一般化していることです。昨今では認知症に効くと謳われている薬剤がいくつも出ていますが、そうした薬剤の効果について、私は大いに疑問を持っています。むしろそうした薬剤が高齢者に弊害をもたらしていることのほうが多いのではないかとさえ考えています。

確かに薬が必要不可欠な病気は多数あります。私は何もすべての薬を否定するつもりはありません。しかし、長年の私の調査の結果、必要ではない薬剤がたくさん出回っており、必要もないのに処方されているケースがむしろだんだんと多くなっていると言わざるをえないのです。適切な用量が守られていないケースも多々あります。効かない薬剤を飲んだ場合には、害だけが起きることになります。薬剤は、むしろ飲む前に一度疑ってみるくらいの注意が必要であると私は思います。

本論で詳しく述べますが、認知症に関しては、薬剤で完治するということは、現時点ではありえないと断言できます。そのうえで老化現象とどう付き合うべきか、私たちは問われているのではないでしょうか。

大切な家族に認知障害が起きたとき、どのように対処できるか。薬に頼って、かえって症状を悪化させてしまわないためにも、正しい薬の知識を身につける必要があります。

優れた薬剤も使い方を誤ると毒になる

私が医師になったのは、四〇年ほど前のことです。まだ医学生だった一九六〇年代、神経の難病「スモン」の原因は不明とされていました。しかし卒業した翌年の七〇年、その原因が、整腸剤キノホルムであることが判明し、その後、被害者によって、製薬会社や国の責任を問う訴訟に発展していきました。同時期には、クロロキン網膜症（リウマチや腎臓病に使っていたクロロキンによる視野狭窄などの害）、コラルジルによる全身異常脂質症（狭心症用薬剤で異常脂質による肝硬変や血液障害）、注射による筋短縮症などの大型薬害事件が多数起きました。

私は病院の勤務医として自分の処方する薬剤で患者さんに害を起こさないよう、肝に銘じて診療し、薬を処方するよう心がけるとともに、害反応（副作用）の情報が重要であることを認識し、適切な情報提供が必要だと強く感じました。

八〇年代以降、新薬が続々と出現しましたが、効かなかったり害があったりするばかりでなく、従来の優れた薬よりも高価であるということに気づき、九〇年代に入って、薬価調査を実施しました。九〇年以降は、世界的にも、真の画期的新薬が出にくくなったために、欧米諸国でも、八〇年代までの日本の状況と同様、問題薬剤が多数出現するようになってきたのです。そのため、薬害が後を絶ちません。

優れた薬剤も使い方を誤ると、それは毒になりえます。あるいは、効能よりも人体に及ぼす害のほうが大きいものも多数あります。良い薬と悪い薬（これは薬ではなく毒です）を見極めることは、命と健康を守るために必要不可欠なのです。しかし、私たちが日常手にできる薬に関する情報は、正確で十分であるとは到底いえません。

八六年以降、診療しながら仲間とともに医療専門家向けの医薬品情報誌「正しい薬と治療の情報」（TIP誌）の創刊・発行に取り組んできた私は、薬の良し悪しを判断し、それに関する情報を患者や市民に提供する必要があると考え、九七年に勤務していた病院を退職して、「医薬ビジランスセンター」を立ち上げました。「ビジランス」とは監視という意味です。

以後、一般に知らされていない情報や、科学的根拠に基づく公正な情報を提供するために調査研究し、その内容を〇一年から、季刊誌「薬のチェックは命のチェック」や、インターネット速報版などホームページ http://npojip.org で発表しています。

「医者に言われたから」と鵜呑みにしない

認知症の高齢者は今後も増え続けるでしょう。患者や家族ばかりか、社会全体に大きな負担がかかることが予想されます。それだけに認知症についての正確な情報と対応が求められています。「薬のチェックは命のチェック」第二七号（〇七年七月）でも特集として取り上げました。

医師と患者の関係は本来、上下で捉えられるべきものではありません。しかし、専門知識を持った医師に対して、患者や家族が対等に質問したり、相談したりすることが難しい場合が多々あります。そして「医者に言われたから」という理由で、医師の言うことをそのまま鵜呑みにして薬剤を使用し続けることがあります。

私が本書を執筆したのは、そのいびつな関係を少しでも改善したいという思いからです。認知症に関する知識が一般に広まり、それによって薬との付き合い方も自身（家族）の意思で選べる、そんな社会になるように。自分の健康、大切な人の命を最終的に守れるのは自分たちしかいないのです。守るための知識と知恵を身につけてください。

本書は、認知症の基本から、薬剤の副作用とその対処法、せん妄との見分け方、せん妄を起こしやすい薬剤とその危険性などについて、具体的な症例を挙げながら解説しています。それぞれが自分でチェックできるように図表も盛り込みました。本書が、認知症をめぐる対応を間違わないための自己点検の一助になれば幸いです。

なお、医薬品には国際的に使用できる「一般名」と、製薬会社が付けた「商品名」があります。一般名は主に学術分野で用いられ、医療の現場では商品名が使用されていますが、薬の成分や作用を知るためには一般名を基準に調べたほうがいいでしょう。そこで本書ではあえて一般名をなるべく表記するようにします。一方、医師の多くは商品名で処方し、処方箋にも商品名だけが記載されている場合がほとんどです。したがって一般名の近くに商品名を併記するよう心がけました。一般名と商品名を区別するため、商品名はたとえば**ガスター**のように、書体を変えて表記します。**ガスター**の一般名はファモチジンです。

認知症にさせられる！／目次

編集協力　片岡義博

第一章 間違いだらけの認知症

認知症とせん妄の違い

「あれ、どこやったっけ」

「あの人の名前なんだったっけ」

そんな、ど忘れやもの忘れが続くと、もしや認知症になったのでは？　と心配になる人もいるかもしれません。

しかし、これらを安易に認知症と判断するのは間違っています。

認知症とせん妄にまつわる誤解はたくさんありますが、「はじめに」で紹介した女性は、認知症ではなく、せん妄でした。当初入院していた病院では認知症との認識もなかったかもしれませんし、せん妄についても適切に診断がされていませんでした。医師でも、「認知症」、さらにはせん妄を適切に診断することが結構難しい、ということを示すよい例ではないかと思います。

本章ではそうした認知症とせん妄にまつわる誤解を一つずつ解いていきます。せん妄については第二章で詳しく述べますが、ここでは認知症との違いを理解するために必要なことについてのみ簡単に述べておきます。

そもそも「認知症」や「せん妄」とはいったいどんな病気でしょうか。まずはそれを明確にしておきましょう。

認知症もせん妄も、主に物事を認知することと記憶することに支障をきたし、社会生活を送るうえでこれまできちんとできていた判断や言動がうまくできなくなる病気（認知症）あるいは症状（せん妄）です。記憶のなかでも、その場で一時的にしか記憶がストックされない短期記憶に特に障害が生じます。いま聞いたことをその場で忘れてしまうといった症状を示すのです。

ひどくなると、妄想や幻覚などの症状が出るようになることも、認知症とせん妄に共通しています。

そうした症状が時間単位、日単位、週単位で短期間に進行し、原因がなくなると症状が消失するのが「せん妄」です。一方、特別な原因がなく（厳密にいえば老化現象としての原因はあるのですが、それ以外の原因はないという意味です）、年単位でゆっくりと進行するのが「認知症」の特徴です。その点の区別が特に重要です。ただし、「はじめに」で紹介した方は、月単位でゆっくり症状が進行した、と考えると、せん妄との判断が難しかったのは仕方がないかもしれません（きめ細かく観察していれば、週単位での進行であった可能性も考えられます）。

認知症には記憶障害が必須条件

国際的にもいくつかの定義があります。現在、各国で参照されている米国精神医学会の精神疾患の診断基準ＤＳＭ-Ⅳ-ＴＲでは、認知症の中心症状は「複合的認知障害」となっています。「複合的」とは、まず記憶障害があり、そのうえにさまざまな「認知関連の障害」のうちの一つ以上があることをいいます。

「認知関連の障害」としては「失語」（言葉がうまく出ない）や「失行」（動作や行為がうまくできない）、「失認」（感覚や知覚は正常だが、見聞きしているものが何か分からない）、あるいは「実務的能力の障害」などが挙げられています。

また、国際的な評価を得ている『カプラン臨床精神医学テキスト』（二〇〇四年発行）には、認知症は「記憶、判断力、見当識、そして認知の著しい障害によって特徴付けられる」とあります。

このなかの「判断力」というのは記憶の機能の一つです。見聞きした情報を、自分のなかに蓄えている内部情報（記憶）と照合し、照合した情報が何であるのか、どういう意味を持つのかを考え定める能力が判断力です。

また「見当識」とは、自分が今いる時間と場所、周囲の人物を正しく把握する機能です。今日は何月何日で何曜日か。何県何市に住んでいて、どこの病院で診察を受けているか。そばにいる付き添いの人は誰か。それらを正確に把握する働きです。

すなわち、記憶を中心とする複合的な認知能力に障害がある状態を認知症と定義しているわけで、基本的に米国精神医学会の診断基準と同じだといえます。

認知症とはどんな病気か、少し具体的なイメージがつかめてきたでしょうか。認知症には記憶障害が必須条件なのです。

認知症は以前「痴呆」と呼ばれていましたが、差別的な響きがあるとして他の用語に換えることになった際、「認知記憶症」も候補になりました。それほど認知機能の障害のなかで記憶障害が中心的位置を占めているということです。

〇四年に「認知症」という用語に置き換わり、認知症という名称はかなり定着してきました。「痴呆」を「認知症」と言い換えたのは、この病気の特徴が「複合的認知の障害」だからでしょう。「痴呆」の特徴を最もよくとらえ、しかも差別的印象のない、よくできた用語だと思います。

一時的ではなく進行形が認知症だ

認知症には記憶の障害が欠かせないと述べましたが、歳をとるに従ってひどくなるど忘れやもの忘れは、この章の冒頭で述べたとおり、認知症ではありません。ど忘れやうっかり忘れが認知症の兆しだとしたら、世の中のほとんどの人が認知症になってしまいます。私などは若い頃からそうでした。手術の器具を患者さんの体内に忘れるかもしれないから外科医にはなるな、と父親に言われたほどです。日常生活に困るほどでなければ何も問題はありません。

しかし、「自分がどこにいるか分からない」「家に帰れない」というレベルになると、これはもはや認知症の領域です。

その境界線はどこにあるのでしょうか。家族が判断する一番の目安としては、「日常生活に困る」その程度が「限度を超えている」かどうか、「以前と質的に違ってきた」かどうかです。「一時的」なものかどうかも判断の基準のひとつになるでしょう。

たとえ日常生活に困ることがあっても、「少しだけ」とか「以前とくらべて同程度」で、「一時的」なものなら、認知症とはいえません。

認知症と判断するには、あくまでも日常生活上それまでできていたことができなくなって困る状態が、かなりの程度であって、一時的なものではなく、徐々に進行しているという点が重要になります。

以上のことをまとめると、認知症とは次の三つのポイントで把握することができるでしょう。

1　記憶障害を中心とする複合的認知の障害がある。
2　以前はできていた社会生活・日常生活が困難になる。
3　それが一時的なことではなくて徐々に進み、持続する。

一時的に高度の認知障害があっても、回復が可能で、回復後、まったくなんの異常もない場合には、せん妄であって認知症ではありません。

一〇〇から連続的に七ずつ引き算できるか

ここで「記憶」についてもう少し考えてみましょう。記憶障害における「記憶」とは何を指すのでしょう。あらためて問われると、なかなか難しい問いです。

さきほどの米国精神医学会の診断基準では、記憶を定義する際に、次頁の図のように四つを挙げています。音声レコーダーにたとえられる部分が多いですね。①記銘（記録）（register）、②保持（retain）、③想起（思い出し）（recall）、④情報認識（recognition of information）です。このうち、④は人が判断しますが、①②③の能力はレコーダーには必須で、人の記憶と共通です。

では、それぞれの能力を確かめるにはどうしたらいいのでしょうか。

①の記銘能力は、おうむ返しができるかどうか。聞いたことをすぐに言い返すことができれば、一度は記録されたことを意味しています。②の保持と③の思い出しは、いくつか見たり読んだりしてもらって、しばらく時間をおいてから、「さっき言ったこと（見たこと）を言ってください」と思い出してもらいます。思い出すことができなければ、いずれかが障害されていることになります。②保持と③思い出しの区別は、ヒントを与えて思い出すことができるかどうかで区別します。ヒントを与えても思い出しができない場合は、そもそも保持されていなかったので②保持の障害。ヒントを与えると思い出すことができたら、保持はされていたが③思い出しの部分が障害されていた、と判断できます。④の情報認識は、たくさん書いてある言葉のリストのなかから覚えた言葉を選んでもらうことで

ヒト	レコーダー
①記銘（記録）（register）	テープやCD、ICの信号に変換し記録（録音）
②保持（retain）	録音した信号を保存（保持）
③想起（思い出し）（recall）	保持した信号を取り出して人が理解できる情報（音声や文字）に変換（再生）
④情報認識（recognition of information）	再生した情報が自分のほしいと思うものだと判断する能力（判断）

テストできます。前述したように、認知症では最近記憶したこと（短期記憶）を保持することが困難になるのが特徴です。

失語や失行、失認、実務的能力の障害などについても、それぞれ試験方法が開発されています。世界的に広く用いられている「ミニ・メンタル・ステート検査」（MMS検査）では、たとえば「右手で紙をつまみあげて、それを半分に折って、床に置いてください」と指示して、そのとおりにやってもらいます。これをこなすためには、指示を正しく理解したうえで、右左を認知し、それを行動に移さなくてはなりません。

また、一〇〇から連続的に七ずつ引き算していくことは、まさしく「実務的能力」を問うものです。あるいは、重なった二つの五角形を写しながら書いてもらいます。認識し、記憶し、ある程度保持し、意味が分かり、実際に行ってみてそれが正しいかどうかを判断し、間違いを正しながらでなければ、こういったことは最後まで遂行できません。

認知症かどうかを判断するために、世界ではこんなテストが用いられているのです。

誰でも手軽にできる長谷川式知能評価スケール

日本でも認知症を診断するためのテストが開発されてきました。なかでも最も広く使用されているのが「長谷川式知能評価スケール（HDS-R）」です。一九七四年に開発され、その後改訂されました。

この長谷川式スケールが優れているのは、短期記憶や見当識、記銘力などを比較的容易に点数化し、評価できるようになっている点です。専門家でなくとも、つまり、家族がやっても一定の結果が得られるのが特長です。評価に要する時間も一般の心理検査に比べて短く、医療現場や福祉施設にも普及しています。三〇点満点で二〇点未満が、認知症の疑い、あるいは認知症と評価されます。

次頁を参照してください。

たとえば「お年はいくつですか？」「今いる所はどこですか？」といった比較的簡単な

長谷川式簡易知能評価スケール

	質問内容	診断
問1	お年はいくつですか？	満年齢が正確に言えれば1点。 ※2年までの誤差は正解とする。
問2	今は、何年ですか？　何月ですか？ 何日ですか？　何曜日ですか？	各1点 ※年については西暦も正解とする。
問3	今いる所はどこですか？	自分から言えた場合は2点。 ※ヒントがあっての正解は1点（「今いるところはどこですか？」と質問してすぐに答えられないとき、5秒後に、「ここは病院ですか？」「家ですか？」「それとも施設ですか？」と問う）。
問4	これから言う言葉を復唱してください。後でまた聞きますから、よく覚えておいてください。 ※AかBのどちらかを選択。 A「サクラ。ねこ。電車」 B「ウメ。いぬ。自動車」	復唱できれば、各1点 ※3回以上言っても復唱できない言葉は、問7を除外
問5	100から7を順に引いていってください。 「100から7を引くと、いくつですか？」 「それからまた7を引くと？」	「93」を正解できれば1点。 「86」も正解できれば、さらに1点。 ※不正解の場合は、その時点で質問中止。
問6	これから言う数字を逆に言ってください。 「6−8−2」（約1秒の間隔をおいて提示） 「3−5−2−9」（約1秒の間隔をおいて提示）	各1点 ※3桁を逆に言えなければ質問中止。
問7	先ほど覚えてもらった言葉（問4の言葉）をもう一度言ってください。	自分から言えた場合は各2点。 ※植物、動物、乗り物と、相手の反応を見ながらヒントを与えて正解ならば、各1点。
問8	5つの品物を見せます。それを隠しますので、何があったか言ってください。 ※時計・鍵・たばこ・硬貨・ペンなど、必ず相互に無関係なものを選択し、名前を言いながら提示。	各1点 ※答える順番は問わない。
問9	知っている野菜の名前を、できるだけ多く言ってください。	6個…1点、7個…2点、8個…3点、9個…4点、10個…5点 ※途中で言葉に詰まり、10秒たっても次が出ない場合は中止。5個以下は0点。
判定	20～30点…異常なし 16～19点…認知症の疑いあり 11～15点…中程度の認知症	5～10点…やや高度の認知症 0～4点…高度の認知症

質問から、「これから言う数字を逆に言ってください」や、五つの品物を見せてからそれを隠し何があったかを言ってもらうなど、具体的に記憶力を評価する問いまであります。

徘徊、暴言・暴力、妄想・幻覚も

記憶障害をはじめとする認知症では、進むに従いさまざまな症状を見せるようになります。それは脳の障害から直接的に生み出される「中核症状」と、その中核症状を生み出す脳の病気に伴って生じる「周辺症状」とに分けて捉えることができるとされています。

中核症状は、これまでみてきた記憶障害、見当識障害、失語、失行などに分類されます。周辺症状は、妄想・幻覚、不眠、不安、抑うつといった精神症状から、徘徊、暴言・暴力行為、便いじり、性的逸脱行為といった行動障害に至るまでさまざまです。ただし、「周辺症状」は、中核症状を生み出す脳の病気だけでなく、使用している薬剤の影響も大いにありうると考えて対処が必要だと私は考えています。

つまり、「周辺症状」の多くは、中核症状を生み出す脳の病気に、一時的な障害としての「せん妄」が加わったもの、と理解するのが適切である、と私は考えます。そう考えないと判断をしばしば誤ってしまうからです。

認知症で家族など看護する側がいちばん困るのは、周辺症状のなかでも徘徊や暴力行為などではないかと思います。記憶できない、したいことができないといった症状は、家族らがうまく対処すればそれほど困ることはありませんが、徘徊や暴言・暴力、妄想・幻覚などの症状で興奮したりすると、周りが手をつけられないことがあります。

これらの周辺症状が薬剤の影響でなく起こるとすれば、それは、たとえば患者本人が望んでいることが家族や介護者に理解されない、本人の望まないことをさせられている、それに対してなぜいやなのか自分から訴える手段がない、といった場合です。患者本人としては、怒る、暴れるしかないわけです。そんな場合は患者をなじったり追いつめたりすると逆効果です。

周辺症状は、中核症状に心理的、環境的要因が加わって二次的に生じるため、人によって現れ方がまったく異なります。そのため、家族や介護者の接し方を変えることで対応できる場合があります。

また、せん妄が加わっている場合、特に薬剤性の影響がある場合には、体の自由が利きにくくなっていたり、もともとの不自由さが悪化していたりすることもあります。認知症そのもののうえに、薬剤や周囲の環境など他の原因によるせん妄や不安、興奮が周辺症状として出現することが多いのです。そうした可能性もあることを常に念頭に置いて対応する必要があります。

以前はできていたことができなくなる

認知症は症状の程度に従って、軽度、中等度、高度と進んでいきます。

歳をとるに従って、もの忘れはひどくなってきます。もの忘れだけではなく、感覚や動作、判断力なども鈍くなっていきます。それは誰の身にも起きる現象ですから、過剰に不安を感じる必要はありません。しかし、歳のせいとばかりは言っていられない言動が目立つようになれば、認知症の発症を疑う必要があります。

ごく軽度の認知症の症状では、以前はできていたことができなくなるという徴候がポイントです。片づけ上手だった人が、整理整頓ができなくなり、散らかっていても平気になる。料理好きで上手だった人が料理の段取りができなくなったり、味付けが下手になる。

昼に時間を聞いても朝の七時だと言う。何度も同じことを尋ねる。同じ物を何回も買ってきて冷蔵庫がいっぱいになる。お金の計算をよく間違える。午前中あったことを忘れる。いつも通っていた道なのに帰り道が分からなくなる。

できていたことができなくなるので、自分から進んで何かをするということが少なくなってきます。不安を訴えたり、落ち着きがなくなったり、被害妄想が激しくなってきたりといった精神症状から始まるケースもあります。

「はい」「いいえ」で答えられる質問に

中等度の認知症では、仕事で重要な約束事をすっぽかすなど、以前には考えられなかったようなヘマをして信頼を失うような事態を迎えます。

家庭内の活動にもかなりの支障が出てきます。たとえば水道栓が開けっ放しなのを見ていても閉めようとしない、服を前後逆に着ても平気でいる、などです。これも「以前はできていた。そんな失敗はなかった」ということが前提です。

高度認知症になると、身の回りのことにもかなり支障が出て、月日も分からず、家族構成も理解できなくなり、トイレや風呂、食事に介助が必要になってきます。

しかし、まったくコミュニケーションがとれないかというと、そんなことは決してありません。信頼できる人が「はい」「いいえ」で答えられる分かりやすい質問をうまくすれば、意思表示が可能です。複雑な内容の質問や、ひと言では答えられないような質問だと、うまく答えられず意思表示ができないだけなのです。何か尋ねるときには「はい」「いいえ」で答えられる分かりやすい質問にすると、認知症の人は答えやすくなり、信頼関係も増し、コミュニケーションがよりとりやすくなります（詳しくは第六章の「看取りが最高のくすり」参照）。

以上は典型的な症状の経過です。しかし、こうした症状の現れ方は個人によってさまざまです。初期から高度認知症まで数年で進む人もいれば、三〇年かかる人もいます。また、緩やかな坂道を少しずつ下るように、徐々に連続的に症状が悪化する人もいれば、ずっと一定状態が続いていて、あるとき急に進み、一段低い状態が持続し、またあるときに急に進むというように、階段状に進行する人もいます。家族のケアや介護者のサポート、患者が置かれている環境によっても変わることもあります。

六五歳以上の認知症患者は七・八％

認知症になる人は高齢者のうち、どのくらいいるのでしょうか。軽症を含めるかどうかでずいぶん違うし、高齢になればなるほどなりやすいわけですから一概にはいえません。軽症も含めると、六五歳以上の高齢者のほぼ四〜七％というデータもあります。

東京都老人総合研究所によると、〇六年のデータで六五歳以上の高齢者のうち、認知症患者は七・八％となり、一二〜一三人に一人、七五歳以上という年代で急激に割合が増え、ほぼ五人に一人となっています。認知症がしきりに取りざたされているように見えるのは社会全体が高齢化しているためでしょう。団塊の世代がこうした年齢に達する頃に急激に認知症が増加することは、現実問題として迫ってきているのです。

福岡県久山町の一九八五年の調査では、認知症の人の割合は六五〜六九歳で一・八％、七〇〜七四歳で二・四％、七五〜七九歳で五・〇％、八〇〜八四歳で一五％、八五歳以上で約四〇％でした。久山町は人口や職業の構成などが全国と一致し、住民の健康状態を長期にわたってこうして追跡している調査は極めて信頼性が高いものとして、認知症の分析などではしばしば引用されます。

前述したように、歳をとってもの忘れがひどくなっても、日常生活で困るほどでなければ認知症ではありません。ただし久山町の調査では、認知症の傾向がある場合は、それが加齢とともに認知症へと進行しうるということが示されています。

久山町調査では一九八五年から七年間、長谷川式スケールで認知機能を調べた簡易テストの点数が認知症の発症と関係があるかどうかをみています。すると、点数が一点落ちるごとに認知症の発症が多くなることが分かりました。

簡易テストでは、記憶力や構成力、判断力なども、簡単にですが、みます。うっかりミスやもの忘れというのは、本人自身に関心がなく覚える気があまりない場合や、途中でほかの興味深いことに出合ったために覚えていたことが記憶から飛ぶために起こります。

一方、記憶や認知のテストでは、意識を集中させて覚える努力をします。しかし、努力をしても記憶できなくなることがあります。久山町調査の結果は、意識を集中させて覚えようとしてもできないことがあれば、今後それが拡大する可能性があることを示しています。

早期発見で早めのサポート態勢整備を

つまり、認知症と診断される点数には至らなくても、少し点数が低い場合には認知症に移行しやすい、ということです。調査はテストを通して認知症に移行しやすい人をいち早く見つけることができる可能性を示しているわけです。

認知症への移行を早期に発見することは重要なことです。早期発見で最も大きなメリットは、認知機能の障害となっている原因がないか、周囲が、そして本人もきちんと意識して調べる出発点になるということです。

そして、ほかに原因がなく認知症の前ぶれや始まりであるということが分かれば、それを家族や医療関係者がしっかり受け止め、患者と心の通う接し方をする動機づけになるという点もあります。

「早期発見し、脳リハビリをしたら、ぼけの進行を防ぐことができる」と指摘する専門家がいます。その根拠になっている調査結果を検討していないので無責任なことは言えませんが、筋肉にしろ、神経にしろ、使っていないと早くだめになってしまうことを考えると、そうしたリハビリが悪影響を与えるとは思えません。

しかし、認知症がある程度進行するのを防ぐことは難しいでしょう。認知症があっても平穏に過ごすためには、信頼できる人による心の通った接し方がなによりも大切だと思います。

アルツハイマー型認知症 VS. 脳血管性認知症

さて、ここまで症状としての認知症について話を進めてきましたが、ここからは病気の起こり方を病理学的にみていきます。

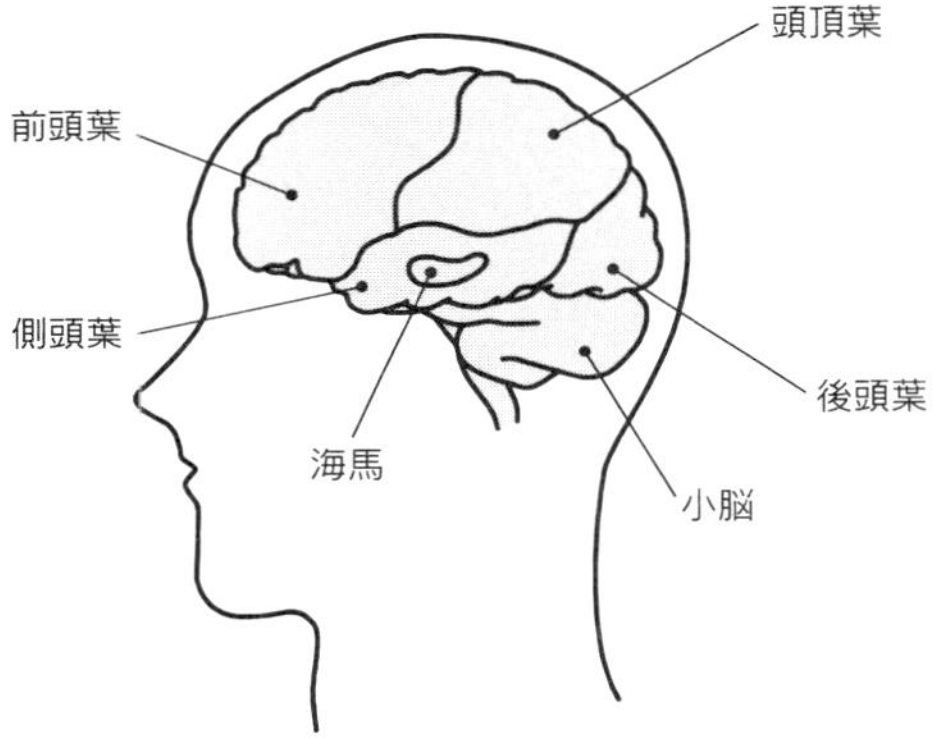

認知症は、その原因（起こり方）によっていくつかのタイプに分かれます。いずれも脳の活動の根源である神経細胞が壊れることによって起きるということは共通しています。その原因は大きく分けて二種類あります。

一つは、脳の神経細胞（ニューロン）が一種の老化現象によって死滅し、抜け落ちて、その結果、脳の働きが低下して起きるものです。その代表が、脳の両側（側頭葉）にある海馬《かいば》の神経細胞が脱落・萎縮するアルツハイマー型認知症です。ほかにも大脳のあちこちの神経細胞が壊れるレビー小体型認知症や、前頭葉や側頭葉が萎縮しやすい前頭側頭葉型（ピック病など）があります。

もう一つは、脳の血管の病気です。特に血

管が詰まったり（脳梗塞）、出血したり（脳出血）して、その血管で酸素や栄養を供給されている脳の組織が壊されるために起きる脳血管性認知症です。

アルツハイマーの原因は脳内の異常タンパク

まず、認知症の代名詞のようにいわれているアルツハイマー型認知症からみていきましょう。これはドイツの精神科医アルツハイマーが一九〇六年、五一歳の女性が嫉妬妄想で入院し、記憶障害、見当識障害、幻聴、被害妄想へと症状が進行し、五六歳で死亡した事例を学会で発表したことから後に命名されました。

六五歳未満で発症する例を「アルツハイマー病」、六五歳以上で発症するアルツハイマー病に似た老年期の認知症を「アルツハイマー型認知症」と呼ぶのが通例ですが、両者に基本的な違いはありません。

五〇歳未満で発症する場合は、「若年性アルツハイマー病」と呼ばれることがあります。このような例は、アルツハイマー型認知症全体の五％程度にすぎませんが、遺伝的要素が強いといわれます。

アルツハイマー型認知症をなぜ発症するのか、はっきりしたことはまだ分かっていませんが、原因の一つとして考えられているのが、脳内におけるベータアミロイドという異常タンパクの蓄積といわれています。

ベータアミロイドは認知症を発症する一〇〜二〇年くらい前から脳内にたまり始めるといわれています。「老人斑」と呼ばれる脳の神経細胞内部にできた「しみ」の本体は、そのベータアミロイドが固まってできたものです。そして、その老人斑が神経細胞を死滅させるといわれています。アルツハイマー型認知症の場合は、記憶中枢をつかさどる海馬とその周辺が侵されます。

このため典型的なアルツハイマー病では、記憶機能の障害が現れ始め、しだいに自分のいる時間や場所を認識する見当識があやしくなります。以前できていたことでも間違えることが多くなり、だんだん動きも緩慢になり、無言・無表情になり、やがて寝たきりとなって、数年の経過で死亡するといわれてきました。

アルツハイマー病は死ぬ病気ではない

「数年の経過で死亡する」と書きましたが、これは過去にいわれていたことであって、最近の追跡調査の結果を見る限りでは、アルツハイマー病にかかったからといって寿命が短縮する、とは考えられなくなってきました。

アルツハイマー病が初めて学会で報告された二〇世紀初頭は、そもそも平均寿命が五〇歳前後でした。加えて患者が適切な扱いを受けられなかったことも寿命が短かった原因ではないかと考えられます。

フランスで、診断時に平均年齢約七〇歳のアルツハイマー病(またはアルツハイマー型認知症)患者四七九人を平均五年、最大一五年にわたって追跡した調査が実施されました。一〇年後に七二%が生存、一五年後にも三一%が生存しており、生存期間の中央値(n個の測定値を小さい順に並べたとき、中央に位置する値。中間値とも呼ぶ)は約一三・五年でした。「二〇〇四年版国民衛生の動向」によれば、七〇歳のフランス人の平均余命は男性一三年、女性一六・七年ですから、アルツハイマー型認知症とあまり違いがありません。

厚生労働省が〇八年七月に発表した「簡易生命表」によると、日本では七〇歳の人の平均余命は男性一四・八〇歳、女性一九・二五歳です。日本人は、どの病気でも欧米人よりおおむね経過が長いので、アルツハイマー型認知症でも、診断時の平均年齢が七〇歳の場合、平均余命は一五年程度と考えて、それほど間違いではないように思えます。

日本人に多い脳血管性認知症

脳血管性（脳血管型あるいは脳血管障害型）認知症は、その名のとおり、脳梗塞や脳出血、くも膜下出血といった脳血管の異常が原因で生じるタイプです。日本人にはアルツハイマー型と並んで多い認知症です。

認知症の症状が出る前に、しばしば脳血管障害の既往歴があり、症状はにわかに発現したり、階段状に進行したり、変動したりします。侵される脳の部位によって、意識障害から運動障害などさまざまな症状が出ます。

はっきりした脳卒中の症状がなくても、体内状態を外から描出できるCTスキャン（コンピューター断層撮影）やMRI（磁気共鳴画像）で脳を検査すると、脳の血管に小さな脳梗塞（ラクナ梗塞）が多発している場合があり、このような場合には脳血管性認知症の可能性が高くなります。解剖して初めて分かる場合もあります。

梗塞が起きれば、その部分の脳の神経細胞は壊れ、働いている神経細胞や神経線維が徐々に少なくなります。こうして記憶力や認知機能がだんだんと衰えていくのですが、単にラクナ梗塞が多発しているだけでは認知症にはなりません。

ラクナ梗塞が見つかったため「私、ぼけてしまうと思うと心配で心配で」とひどく悩んでいた女性がいましたが、ラクナ梗塞の一つや二つで心配することはありません。むしろそういうふうに気をもむこと自体がストレスになり危険です。

問題は、認知症の基準に当てはまる症状がそろっていて、CTスキャンやMRIで多発性の梗塞の所見やそれに相当する症状が認められる場合です。その場合には、脳血管性認知症の可能性が高くなります。

統合失調症と誤診されることもあるレビー小体型認知症

アルツハイマー型と脳血管性は認知症のタイプとして比較的よく知られています。両者で認知症の七割ほどを占めるともいわれますが、最近、注目されるようになってきたのは、レビー小体型認知症やピック病です。

レビー小体型認知症の説明は後回しにして、まずはピック病について説明しましょう。

前頭側頭葉型の代表がピック病です。脳の前頭葉と側頭葉は感情や欲求、言語の働きをつかさどります。このためピック病は感情が抑えられなくなり、自分の思うままに振るまったり、攻撃的になるなどの症状が現れるのが特徴です。また言葉の意味が分からなくなったり、話すことができなくなったりします。

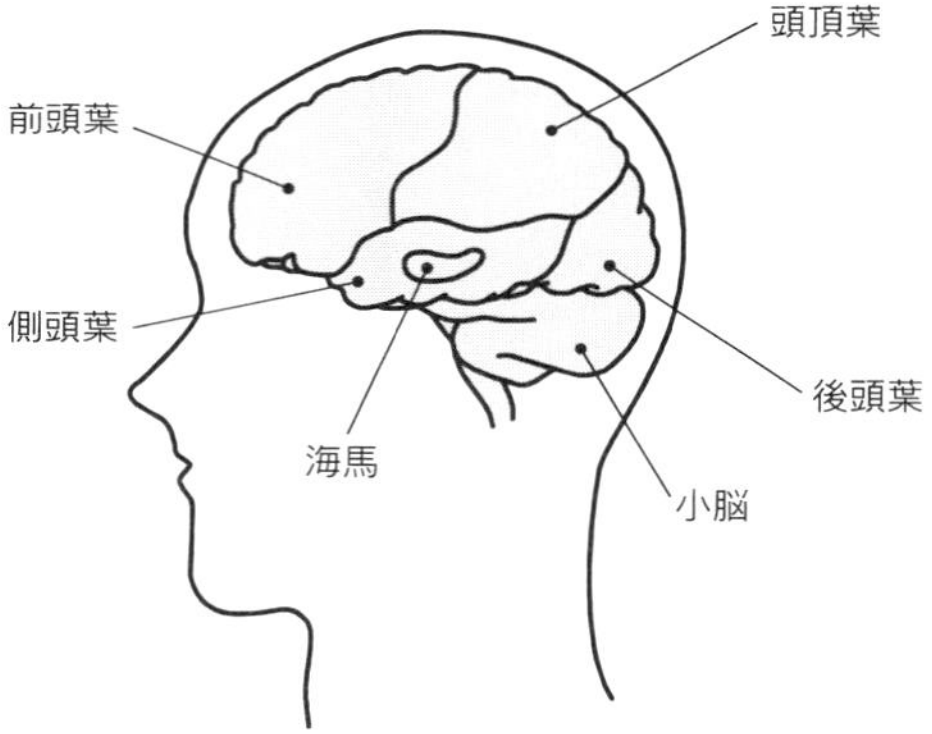

一方でレビー小体型認知症の「レビー小体」とはもともとはパーキンソン病の人の脳幹部（大脳基底核の特に黒質）の神経細胞中にたまるタンパク質の一種です。これがたまるために神経細胞が壊れる原因になるということが分かっていました。

その後、脳の表面、つまり大脳皮質をはじめ、心臓の律動や血圧の維持にも関係した交感神経、心臓そのものなどいろいろな部位にもレビー小体はたまるということが分かってきました。そしてレビー小体がたまることによって、認知障害や幻覚などの症状が出ていると考えられる認知症をレビー小体型認知症と呼ぶようになりました。

レビー小体型では視覚に関係した後頭葉が

侵されやすいため、認知の障害のうえに幻覚、なかでも幻視が多いのが特徴です。しかも、見えるものが割合はっきりしており、シカやウサギといった動物や子どもがしばしば現れるといわれます。

幻覚・幻視を見るといえば、統合失調症の症状にも共通しています。実際にはレビー小体型認知症だった七〇歳代の女性が統合失調症と誤って診断されて、五年間も統合失調症の治療薬である抗精神病剤を処方されていた例も報告されています。

レビー小体型認知症はパーキンソン病と誤診されることも

加えてレビー小体型認知症は、しばしばパーキンソン症状を起こします。典型的なパーキンソン症状は、手足の筋肉が強ばったようなぎこちない動きや前かがみの小幅歩行などです。実はパーキンソン病の原因も脳幹部の神経細胞中にタンパク質がたまることと関係があるようです。初期の段階では、症状をみても、それがレビー小体型認知症なのかパーキンソン病なのか見分けるのは不可能に近いでしょう。

したがって、治療する際にも細心の注意を払わなくてはなりません。

パーキンソン病の治療には、脳内に神経伝達物質であるドーパミンを増やす薬剤を使います。しかし、パーキンソン病だけでなくレビー小体型認知症もあった場合には、パーキンソン病用の薬剤を用いるとドーパミンを増加させるために幻覚が出やすくなります。どうしてもパーキンソン症状を抑えたい場合には、ドーパミンを増やす薬剤を最少量に抑えるのが無難です。

逆にレビー小体型認知症と診断された場合にも、薬剤の使用には注意が必要です。なぜなら幻覚治療のために抗精神病剤（神経遮断剤）を服用すると、今度はドーパミンの作用が抑制されて、潜在的なパーキンソン症状が発症したり、すでにあったパーキンソン症状が悪化しやすくなるからです。パーキンソン症状が出ない程度、あるいは悪化しない程度に抗精神病剤を使うことができれば望ましく、理論的には可能ですが、実際には大変難しいのです。

幻覚症状とパーキンソン症状のどちらを我慢するか。そんな選択を迫られることもあるでしょう。心身の平衡は精密な天秤ばかりのように非常に微妙なバランスのうえに成り立っているのです。いずれにしても、一方だけをみて症状を強く抑えようとすると、意図に反して害のほうが大きくなる可能性が高いので、「我慢する」気持ちと「節度」が重要だと思います。

認知症のタイプ判別は簡単ではない

ここまで認知症の主なタイプをみてきましたが、その判別は必ずしも容易ではありません。認知症の中核的な症状は、前述したように記憶を中心とした複合的認知障害があり、社会生活が困難になっていて、それが一時的なものではないということです。ここまでは、どの認知症も同じです。

このような症状を呈する人のうち、外科的手術の対象になるような病気や脳血管障害、そのほか特に原因になるような基礎的な病気がなく、薬物なども使用していない場合には、アルツハイマー型認知症である可能性がかなり高いといえます。つまり、他の病気を除外して初めて診断がつけられるということです。

実際、認知症患者一万三七一〇人をCTスキャンなどで検査した結果、一五四人に慢性硬膜下血腫や水頭症、脳腫瘍が見つかったという調査があります。したがって診断にCTスキャンは必須です。

MRIなどによる画像診断と病理診断とを対比した最近の研究結果から、海馬領域が萎縮していることが分かれば、正常かアルツハイマー型認知症かの区別はかなり明瞭にできるようになってきています。しかし、レビー小体型や前頭側頭葉型など他のタイプの認知症や脳血管性認知症との区別は、ＭＲＩでも必ずしもはっきりしません。解剖で脳に特徴的な老人斑などの所見があって初めて確定診断になるとされています。

病理解剖で確認された割合が極めて多い福岡県久山町の調査で見ると、「脳血管型：アルツハイマー型：その他」の割合は、「二八：一三：九」でしたが、臨床で診断したときは「二一：八：二一」でした。

臨床診断で脳血管性とされ、解剖でも同様だった率（正診率）は九〇％とよかったのですが、アルツハイマー型は六三％、その他の型は二九％とかなり低い正診率でした。それだけ臨床診断で認知症のタイプを判別することは難しく、死後の解剖で初めて診断が確定するといえそうです。

ＭＲＩを撮っても分からないことがたくさんあるということは、よく分かっていただけたかと思います。そのうえでＭＲＩを撮るべきかどうかは、慎重に判断すべきです。造影剤を使うと、ただでさえ衰えている脳の働きをさらに衰えさせる危険性があるためです。何を優先したいのか今一度検討しましょう。

第二章

認知症とせん妄

高齢入院患者の多くにせん妄が生じる

「はじめに」でも述べたように、認知症とせん妄はその病態が非常によく似ているため、一時的に認知障害に陥っている人を、せん妄と認識せず、認知症と誤診する医師が少なくありません。しかし、たとえ医師が誤って診断したとしても、家族に知識があれば、寝たきりになったり死亡するといった最悪の事態は防ぎようがあります。そのためにも、せん妄とは何か、原因はどこにあって、家族は何に注意をすればいいのか知っておく必要があります。本章で詳しくみていきましょう。

せん妄は具体的に次のような症状が現れます。

A　全体的に周りの状況を認識し注意を集中させることができなくなる→注意を向け、集中し、それを維持することができなくなり、ちょっとした刺激で注意がそらされるため、正常な会話が成立し難くなる。

B　認知の障害が現れる・記憶の障害→短時間で記憶が失われ、すぐ忘れる。見当識が失われる→自分の居場所や、時間が分からなくなる。

言語・行動の障害↓ものの名前が言えない、書けない、取りとめのない会話を続ける、失行（意味不明の言動）、作話、興奮、焦燥、錯乱、意味不明のおびえ、恐怖、極端な喜怒哀楽の表現、極端に無口あるいは無表情になる。

知覚の障害↓幻視・幻覚、幻聴、幻痛、錯覚。

入院中によく見られる症状は、点滴をされたまま、ムクッと起き上がって、「家に帰る」と点滴チューブを抜こうとしたり、自分の部屋が分からず、病棟の廊下をウロウロする、財布や預金通帳を盗られていないのに「盗られた」と叫ぶ、などです。

つまり意識レベルの低下に伴って、記憶を中心とする認知機能が障害され、それとともに理解力や判断力が低下し、幻覚や妄想、異常行動なども発症します。これらの症状は、認知症とそっくりです。ただ異なることは、認知症と違って次のような特徴があります。

C　これらの症状が、ある時から始まり、短時間（時間単位、日あるいは週単位）で進行すること。

そして、注意深くみると、次の二つの特徴があります。

D　その原因が存在する。

E　その原因が無くなれば、それらの症状は消失する（その原因が特定されない場合は取り除くことはできませんが）。

右記のAからDの症状や特徴は、米国精神医学会の精神疾患の診断基準DSM-Ⅳ-TRの「せん妄」の診断基準のAからDの項目に一致させています。

米国精神医学会の診断基準は、入院中にせん妄が出ることによって死亡の危険性が高まることを示唆するデータを、次のように紹介しています。

ある時点におけるせん妄の有病率は五五歳以上の全人口の一・一%、内科入院患者では一〇～三〇%となる。高齢者では入院時にすでに一〇～一五%にせん妄が見られ、入院中に一〇～四〇%がせん妄と診断される。さらに七五歳以上のナーシングホーム入所者の六〇%にせん妄が認められる。そして、高齢の入院患者でせん妄が起こった場合、入院中の死亡率は二〇〜七五％に達する。

以上のように、高齢者のなかには入院しなくともある程度せん妄状態の人がおり、入院時点ではかなりの割合でせん妄を生じ、さらに入院中に多数にせん妄が生じ、せん妄を起こした人の死亡率は極めて高いということが分かります。

薬剤がせん妄を引き起こす

症状をみる限り、認知症とせん妄の違いはほとんどないのは前述のとおりです。認知症が、多少の変動は（日内の変動も含めて）あるものの、年単位で、きわめてゆっくり進行するのに対し、せん妄の場合、短期間に生じます。そしてせん妄の場合、その病態を引き起こしている原因を除去すれば治まります。

せん妄が生じる原因は、次の四つに分類できます。

1 他の病気に伴うせん妄
2 物質（薬剤やアルコール、中毒薬物など）によるせん妄

3　原因が複合するもの
4　分類不明

このうち主なものは1と2、つまり病気と薬物です。

せん妄とは脳が正常に働かないときに起こります。それはどういった状態かというと、脳腫瘍や慢性硬膜下血腫により脳が圧迫される、血管が破れる、脳の活動に必須の物質(たとえば、ブドウ糖や酸素、ナトリウムやカリウムなど)が欠乏したり、利用されない状態(たとえばインスリン不足で高血糖になるなど)が生じる、などです。

あるいは、脳内の神経伝達物質の微妙なバランスが崩れることによっても生じます。たとえば意欲や活動、学習などにかかわるとされる脳内のドーパミンやアドレナリン系物質を増加あるいは刺激させたり、低下あるいは抑制したりする薬剤は大きくバランスを崩し、せん妄を起こす可能性があります。

また、うつ症状に関係するとされる神経伝達物質セロトニンの低下あるいは抑制状態を改善するという薬剤が少し過剰に働くと、これもバランスを崩してせん妄が生じます。アレルギー性鼻炎や花粉症の治療に使われる抗ヒスタミン剤や、「はじめに」で紹介した女性に用いられていたH2ブロッカーが過剰に働いても脳内の神経伝達物質のバランスは崩れてしまいます。

インフルエンザに使われる**タミフル**によってせん妄状態になることは有名になりましたが、**タミフル**だけとは限りません。インフルエンザに使われる抗ヒスタミン剤や咳止めに使われるエフェドリン系統の薬剤、漢方薬の麻黄などにも一種の覚醒作用があり、複合作用によってせん妄を生じることがあります。

つまり、神経に少しでも作用する薬はせん妄を起こす可能性があるといってもよいと私は考えています。

神経というのは非常に微妙なバランスの上に成り立っています。車を運転している状態をイメージしてください。運転の習い始めは、ハンドルを少し切ればよい場合にも、切りすぎることがよくあります。それを戻すにも少し戻せばよいのにまた逆方向に切りすぎてジグザグ運転になり道から外れてしまうことがあります。神経に作用する薬剤はそれに似て、過剰に作用して逆方向にいってしまうことがあるのです。

抗生物質でも、神経や心臓に作用するものがあり、大量に使用すれば起きるものや、常用量でもせん妄を生じるものがあります。感染状態のときはそれだけで身体がせん妄を起こしやすい状態になっているのですが、ペニシリン系やセフェム系抗生物質では大量で、またチ**エナム**（カルバペネム系）では常用量でもせん妄が起きます。ピロリ菌の除去に使われるクラリスロマイシン（**クラリス**、**クラリシッド**）や、三回服用するだけで一週間以上効果が持続するとされるアジスロマイシン（**ジスロマック**）は、飲み薬の抗生物質ですが、せん妄を起こすことがあります（**ジスロマック**は、特に小児や高齢者にせん妄を生じやすくします）。

喘息などアレルギー性といわれる病気に用いられているロイコトリエン受容体拮抗剤（**オノン**や**プランルカスト**、**アコレート**、**キプレス**、**シングレア**）など、炎症反応にかかわる物質もせん妄を起こすことが分かってきました。

繰り返しになりますが、ここに挙げた薬剤を全否定するつもりはありません。ただその害の側面を軽視すべきではないということを知っていただきたいのです。

せん妄はさまざまな原因で起きるため、その見極めは難しいかもしれませんが、基本的に重要なことをおさえておけば、それほど難しくはありません。治療中にそれまでのその人にはなかったようなおかしな言動が現れたら、まず薬剤を疑ってみることが、何度も言いますが、最も大切なことです。疑うかどうかで対処の仕方はまったく変わってきます。

疑いもせず、薬剤の使用が続けられると、せん妄を通り越して、全身のけいれんを生じ、低酸素状態が続けば神経細胞が壊れてしまい、不整脈や心停止で命を落とすことにもなりかねません。疑うことで早く気づき、早く中止することで、何事もなく回復します。

せん妄は喘息や糖尿病の悪化で起こりうる

病気が起こすせん妄として、私自身が医療現場で非常に強く印象に残ったケースは喘息の患者さんでした。喘息の発作が入院を要するほどに激しくなった際に、非常に興奮状態に陥って、意味をなさないことを言い出すということがありました。喘息が治まると、何事もなかったかのように正常に戻ります。喘息によって低酸素状態になり、脳に十分な酸素が供給されないと、一過性の認知障害、すなわちせん妄が起きるわけです。

私の父親は、持病の糖尿病が悪化したときに、異様に興奮して家族に無理難題を押しつけるということがありました。糖尿病が悪化すると、インスリン不足のため糖をはじめ栄養分がうまく利用されません。そのために脳の働きが鈍って、感情のコントロールができなくなり、イライラし、怒りやすくなります。さらに悪化すると、わけの分からないことを言い出したりするので認知症と間違われることがあります。しかし、糖尿病がきちんとコントロールされると、すっきりと穏やかになります。したがって糖尿病悪化時の症状は、明らかなせん妄といえます。

このように、せん妄を起こす疾患としては、極端な酸素不足や重症糖尿病など、脳に必須のものが不足したり、利用し難くなる代謝障害のほか、脳腫瘍や脳炎、敗血症など全身の病気に伴って起きる脳症などがあります。

脳症は乳幼児だけではなく、大人にも起こります。敗血症になれば脳炎を起こさなくても脳症になるし、そうなればせん妄も生じえます。もし認知症がもともとあれば、脳症によってそれが一時的に悪化します。一時的に悪化しても病状が改善すれば治まるのが、せん妄です。

これらの病気が治ったり、治らないまでもコントロールされると、せん妄の症状がなくなるのがふつうです。しかし、その程度が強く持続時間が長い場合には、脳の神経細胞がダメージを受けて一部が回復せず、認知の障害が引き続いてしまうことがあります。だから、せん妄を起こす病気や薬剤、薬物の多くは認知症の原因にもなるのです。

脳の神経細胞がダメージを受けないうちに原因となるものに早く気づき、薬物を早期に中止したり、原因となる病気に対する適切な治療を施せば回復することが多いのです。

したがって、原因となる病気や薬物を早く発見すること、そして早く対処することがいかに大切かを理解していただけるかと思います。

家族や知人が「突然」激昂したり、異常な言動を起こしたときは、せん妄を疑う必要があります。持病がある場合には、それが悪化した可能性と、使っている薬剤によるものではないかを、まず疑いましょう。

持病がないときは基礎に何か病気が隠れていないか、最近何か新たに薬を飲み始めていないか、市販薬や漢方薬、サプリメントを含めて調べる必要があります。せん妄の原因となる病気が見つかることがあるからです。

そのほかにも甲状腺機能低下症、その他のホルモン異常、ビタミン不足など何か他の病気が原因である可能性もあるかもしれません。

せん妄の原因を分類して整理したのが次頁の表です。

薬剤由来のせん妄とICU症候群

病気が引き起こすせん妄より深刻なのが、薬剤によって引き起こされる薬剤性のせん妄です。

せん妄・認知症の原因：病気と物質

1. 脳が壊されたり頭の中に塊ができる
出血、脳梗塞、脳腫瘍、脳膿瘍、寄生虫、感染症（脳炎、髄膜炎）
2. 病気などにより有害物質が出現
糖尿病（高血糖）、肝不全（高アンモニア） 敗血症（炎症性サイトカイン過剰） ホルモン過剰（甲状腺、男性ホルモン、副腎皮質等） がん末期（高カルシウム血症、TNF-α過剰）
3. 病気などにより必要なものが不足
無酸素症、脳虚血（原因としてのけいれん） 低血糖、水／電解質／酸塩基平衡異常 その他栄養（ビタミン等）や必要物質の欠乏 ホルモン欠乏（インスリン、女性ホルモンなど）
4. 精神疾患
5. アルコール、薬剤（196−197頁のリスト参照）、毒物

薬剤性せん妄の実態を正確に把握することは極めて難しいのですが、実際の治療現場では相当な規模に及ぶと、私は考えています。以前に比べて薬剤の種類も使用量も増えているため、薬剤によるせん妄自体が増えているという可能性が十分考えられるからです。

その一方で、医師自身が薬剤性せん妄に気づかずに症状が複雑化する例も決して少なくないでしょう。悪くすれば死亡にまで至るケースもあります。

たとえば、気をつけなくてはならないのはＩＣＵ（集中治療室）入院患者の場合です。もともとの重症疾患自体がせん妄の原因となる可能性がまずあります。次に「ＩＣＵ症候群」と呼ばれる症状が出る可能性があり、さらに、そのうえに種々の薬剤がせん妄を起こします。

ＩＣＵ症候群とは、外界と切り離された集中治療室で、身体にさまざまな制約を受けながら苦痛を伴う処置をされたり、単純な機械音を二四時間聞かされたりすることによって精神的に不安定になるなどの症状を指します。

やっかいなのはＩＣＵ入院患者が薬剤によるせん妄を起こしても、医師は薬剤由来の可能性を疑わず、ＩＣＵ症候群と判断してしまいがちなことです。重症者ほど多数の薬剤が使用され、特に注意が必要なはずですが、その配慮がなされないことは残念でなりません。

医師が気づかずに容態が重症化した場合や、医師に中止を訴えても中止されない場合は、悔しい思いをさせられることでしょう。

ガスターによるせん妄をＩＣＵ症候群と診断する医師

私自身の経験をお話しします。

父が八七歳のときに胃潰瘍の出血で入院したときのことです。ＩＣＵ管理となって、ファモチジン（**ガスター**）を使うと主治医が言うので、「高齢だから危ないな」と思いつつ、「せめて半量にしてほしい」と主治医に依頼しておきました。

しかし、入院翌日の夕方の点滴（つまり使い始めてから三回め）の二～三時間後、父は点滴のチューブを引っ張って起き上がり、「帰る」などと言い出して、付き添っていた姉を困らせました。姉からの電話を受けて様子を聞き、私はすぐさま「**ガスター**が原因」と判断し、当直医に「**ガスター**が原因で生じた薬剤性のせん妄なので、翌日からの使用は中止してほしい」と依頼しました。しかし、当直医は「ICU入院で不安になったため」、つまり「ICU症候群にすぎない」と主張してゆずりません。

私は内科医で、薬剤の害反応について調査研究を重ねている、多くの**ガスター**によるせん妄を経験している、そのことに関する論文も書いている、それについて解説した本も出版して病院に寄贈してある、などなど丁寧に話し、押し問答を繰り返したのですが、穏やかに話している限りは、当直医は認めようとしませんでした。少々気色ばんでやっと、ようやく翌朝から**ガスター**の使用を中止させることができました。

父は翌日もICUに入ったままでしたが、せん妄の症状は完全に消失し、事なきをえました。つまり、前日の父の言動はICU症候群ではなく、**ガスター**によるせん妄であったことが明らかとなったのです。

父は急性心筋梗塞のため九二歳で亡くなりました。お世話になった病院なのですが、I

CU症候群と薬剤によるせん妄の混同をよく示している事例なので、あえて紹介しました。

ペニシリン系に似た抗生物質チエナム

家族がICUに入ったときには注意して観察してください。いつもと違う、少し異常な言動が続くとき、それはもともとの病気の症状なのか、使われている薬剤のせいではないのかを確認するようにしましょう。何も原因が見つからない場合にはじめて、ICUにいることによる不安から来るもの、と考えることにしましょう。

薬剤由来のせん妄が考えられるのは、次のような薬剤を使用している場合です。

ひとつはこれまでも触れてきた**ガスター**です。これについてはのちほど詳しく説明します。その他にペニシリン系に似た抗生物質の**チエナム**（イミペネム・シラスタチン）が挙げられます。これは、常用量でも、特に高齢者の場合はせん妄を生じやすい薬剤で、重症の感染症が生じうるICUではよく使われます。

チエナムと**ガスター**を同時に使用していたら、非常にせん妄を引き起こしやすい状態にあるといえます。もし使用されている場合は、ICUから出てもせん妄状態が続くことがあります。

ガスターは不要のことが多く、**チエナム**がどうしても必要としても高齢者では減量する必要があります。

また、ICUに限ることなく、入院患者でなくとも、睡眠剤や抗不安剤、降圧剤、抗ヒスタミン剤、抗コリン剤など、ありふれた薬剤でもせん妄を生じる可能性があります。それが高齢者であれば、長期化した場合には、認知症と診断される場合が少なくないはずです。

あるいは、睡眠剤や抗不安剤といった薬剤に起因する依存症やうつ病の悪化が薬剤性と考えられずに、もとの病気の悪化と判断される場合もあります。これは第三章で具体的にみていきます。

せん妄を起こしやすい薬剤はけいれんを誘発することも

軽いせん妄状態で薬剤性であることに気づいた場合は、原因となっている薬剤を中止すれば比較的短時間に軽快します。たとえば、帯状疱疹などに使われる抗ウイルス剤のアシクロビル（**ゾビラックス**など）を点滴静注で使用していると、けいれんが誘発されることがありますが、その前には、たいてい軽いせん妄にはじまり、その後だんだんと症状が強くなり錯乱や幻覚まで出るようになり、その後でついにけいれんを生じるという経過をたどることが特徴として挙げられます。

軽いせん妄に気づいたときに、それがアシクロビルが原因であると考えて中止すれば、何事もなく治まるのですが、アシクロビルでけいれんまで起きるようになると、もとに戻らない脳傷害・障害を起こしてしまうことがあります。

時間単位、日単位で、急に進展する意識障害、認知障害が見られる場合には、せん妄とみなし、薬剤の影響を調べてみる必要があります。けいれんを誘発する薬剤とせん妄を起こしやすい薬剤はほとんど共通していますので、それらを服用していないかどうか、まずチェックしていただきたいと思います。症状が軽い場合、原因となる薬の服用を止めれば、ほとんど問題なく解決します。

ありふれた薬剤によって、徐々にせん妄が起きて長期化した場合には、認知症と診断されたままになっていることが少なくありません。原因となる薬剤が中止されることなく、認知症用の薬剤や、周辺症状としての精神症状に対する抗精神病剤が処方され、それらの害によって症状が複雑化・長期化する場合があります。しかし、薬剤性のせん妄なら、長期に続いた場合でも、原因となる薬剤を止めれば正常に戻る可能性が高いのです。

だから、認知症ではないかと疑う前に、せん妄を誘発する薬剤が用いられていないかどうか、徹底的な吟味が必要です。中止できるなら中止するか、あるいは同じ効き目のある薬剤でも、できればせん妄を起こしにくい薬剤に変更できないかを検討します。

睡眠剤や抗不安剤を飲み続けていると、薬に対する耐性ができます。薬の量が増えていくうち、軽いせん妄にとどまらず、やがて攻撃性が現れて犯罪に進展することさえあります。なかでもSSRI系抗うつ剤では開始時、増量時、減量あるいは中止時にせん妄を生じやすいことを知っておいてください。

巻末に、せん妄をきたしやすい薬剤をリストアップしました。

H2ブロッカーはせん妄の原因になりうる

正確な統計はありませんが、医療現場で気づかれないまま、せん妄を引き起こしている薬剤として最も使われているのは、胃・十二指腸潰瘍薬のH2ブロッカー、特に**ガスター**などのファモチジンではないかと私は考えています。「はじめに」で紹介した糖尿病の女性のケースがそれに当たります。ICUに入った私自身の父親の場合も、せん妄の原因は**ガスター**でした。

認知症が始まったと周囲が思っている高齢者が、実は**ガスター**による一時的なものが長期間続いた、つまり「長期化したせん妄」である例が非常に多いのではないかと私は考えています。一時的とはいっても、**ガスター**による場合は、服用を中止しない限りは続きます。医療現場でも家庭内でもよく使われている、この薬剤について特に詳しくみていきたいと思います。

H2ブロッカーは、ヒスタミンH2受容体を抑制する作用があります。

ヒスタミンというのは、脳内で神経の伝達物質のひとつとして重要な働きをすると同時に、体の防御機能に大きく関係しています。かぜやアレルギーでもヒスタミンが働いており、これがヒスタミンの第1のタイプです。

傷が治る際にかゆくなるのを経験したことがあると思いますが、傷の治癒にもヒスタミンが関与します。炎症反応に際しては、白血球や血小板を増加させる必要がありますが、この作用にもヒスタミンが関係して補充する働きをします。これがヒスタミンの第2のタイプ（H2受容体）です。

胃のなかには、食物に混じってたくさんの病原菌が入ってきます。それを強い塩酸を含む胃酸で殺菌して体を病原体の侵入から守ります。このように、白血球の増加や胃酸の分泌というのは、重要な体の防御機能です。その防御機能に深くかかわっているのがヒスタミンの第2のタイプで、その働きを邪魔するのがH2ブロッカーなのです。

H2ブロッカーは、胃潰瘍・十二指腸潰瘍といった消化性潰瘍の治療を一変させ、それまでは外科的な手術が必要だった患者も手術をせずに済むようになった優れた薬剤です。ほかの薬剤で胃が荒れるのを抑えるために、消化性潰瘍でなくても点滴などに入れて頻繁に使用されます。ICU入院患者や、敗血症などの内科的な重症患者にも予防的に使われます。重症になった患者に、強いストレスが原因でできる潰瘍を抑制するためです。しかし、過剰に使用される傾向が否めません。

効き目は確かだが、要注意のファモチジン

H2ブロッカーには、ファモチジン、ラニチジン、シメチジンなどの種類があります。このうち、ファモチジン(**ガスター**)は市販の医薬品としても販売され、宣伝もされています(よく広告などで耳にする**ガスター10**とは、1錠中にファモチジンが10㎎含まれているという意味です)。しかし、多用されているわりに、せん妄や自己免疫疾患の悪化、感染症などの悪化といった副作用に関する知識が、一般の人はもちろん、医師にもあまり

浸透していません。効き目は確かですが、要注意なのです。

ガスターの医師向け添付文書に「せん妄」という言葉は使われていません。「副作用」の項目には「意識障害、痙攣（いずれも頻度不明）：意識障害、全身痙攣（痙直性痙攣、間代性痙攣、ミオクローヌス性痙攣）が現れることがある」「精神神経系（〇・一パーセント未満）：全身倦怠感、無気力感、頭痛、眠気、不眠、（頻度不明）可逆性の錯乱状態、鬱状態、痙攣、意識障害」と記してあります。

「使用上の注意」の「高齢者への投与」の項目では「高齢者では、本剤を減量するか投与間隔を延長するなど慎重に投与する［本剤は主として腎臓から排泄されるが、高齢者では、腎機能が低下していることが多いため血中濃度が持続する恐れがある］」と書かれているだけです。

旧厚生省（現厚生労働省）の医薬品副作用情報では、何回かにわたってH2ブロッカーによる精神症状やけいれんが報告され、注意が喚起されています。

1　ラニチジンによる見当識障害や幻覚、錯乱の四症例（塩酸ラニチジンによる精神錯乱：No.70、1984年12月）

2　ファモチジン一回二〇mg、一日二回の静脈注射を開始したところ、二回目使用十時間後より幻視、さらに三時間後には幻覚・妄想などの精神症状が出現し、翌日ベッドより転落し右手前腕骨折、3日目より内服に変更（1日40mg）、八日目よりファモチジンを中止したところ、精神症状がすべて消失した。この例を含めて3例が報告されている（ファモチジンによる精神神経系障害：No.79、1986年6月）

3　シメチジン、ラニチジン、ファモチジンによる痙攣がそれぞれ1例ずつ、合計3例報告されている（H2受容体拮抗剤〈H2ブロッカー〉と痙攣：No.107、1992年3月）

私自身は、病院を退職する前年の一九九六年にファチモジンでせん妄になった症例を一人経験して、その後一年間に連続して二人、合計三人に同様の症状が出たことを確認しました。以下、このとき経験した三人を紹介しましょう。

【症例1】肝がんと不整脈の女性

私が主治医だった七六歳の女性です。代償性肝硬変と肝がんに胃潰瘍瘢痕と不整脈（発作性上室性頻拍）を合併していたので、ジギタリス系の抗不整脈剤であるメチルジゴキシン内服剤を処方、血中ジゴキシン濃度は一～一・五ng／mlの適正値に保たれ、不整脈はコントロールされていました。

ところがある日突然、不整脈の発作が生じて受診しました。血中ジゴキシン濃度が〇・一ng／mlと顕著に低下していました。メチルジゴキシンを服用していないのではないかと思われたので、本人に尋ねたところ頑強に否定して、すごい剣幕で「きちんと飲んでいます！」と言い張ります。

それまで薬を飲み忘れることのない人だったのですが、どうも様子が違うなと思って精密検査のため入院してもらいました。

すると以前から何度か入院して病棟内のことはよく知っているはずなのに、「自分の部屋が分からない」と病棟の廊下をうろうろしたり、「ものを盗られた」などと言ったり、明らかな見当識障害、被害妄想を主な症状とするせん妄が出現しました。血中アンモニア濃度（肝硬変でしばしば上昇し、肝性脳症によるせん妄の原因になりうる）は二八～五二μg／dlの範囲で正常でした。

ファモチジン（常用量の半分の一〇mg×二回／日）の害反応ではないかと考えて、処方を中止すると、急速にせん妄症状は回復していきました。服薬についても「飲んでいなかったかもしれません」と素直に認めるようになりました。

【症例2】死亡した肺がんの男性

これは私が病院退職後、家族が相談に来られた症例です。

肺がんの四〇代の男性が腹痛のため未明にある病院に入院し、夕方からある薬剤入りの点滴が始まりました。翌日の夜の点滴終了後から、持続導尿中のためのバルーンカテーテルを切ろうとするなど、せん妄が出始めました。

腹痛に対して痛み止めのMSコンチン（持続型のモルヒネ錠）やステロイド剤も併用されていました。せん妄が認められたため、どちらも（原因の可能性が疑われて）減量されましたが、症状は改善しませんでした。

また、肺がん骨転移に伴う軽度の高カルシウム血症（一二・〇mg／dl）も認められたため、パミドロン酸（**アレディア**）が使用され、高カルシウム血症は確実に改善したものの、せん妄状態は悪化し続けていました。そこで統合失調症用の薬剤であるハロペリドール（**セレネース**）が使用されましたが、コントロールが困難であったために継続使用され、ハロペリドールによる筋強剛（筋肉硬直状態）が持続し、そのために発熱、悪性症候群が出現しました。その発熱に対して、ジクロフェナク（**ボルタレン**）坐剤が使用されたため、血圧が低下し、ショック状態となり、入院一二日めに死亡しました。

入院日の夕方から開始された薬剤は**ガスター**でした。おそらく一回二〇mg、一日四〇mgの**ガスター**が使用されたものと考えられます。

ガスターの服用さえ止めていれば、こんなに早く死亡することはなかったはずです。**ガスター**で生じたせん妄を診断できず、悪化するせん妄状態に対し、**ガスター**を中止することなく抗精神病剤のハロペリドールを処方し、その害反応として生じた発熱に対し、強力な解熱剤を処方し、そのためにショック状態となったのです。害反応に対する対症療法を重ねていくことで病態が複雑になり、ついには命を落とすことになってしまいました。

連鎖的に害が広がっていくこうしたケースを私は「害反応カスケード（連鎖反応）」と呼んでいます。こうした害反応の連鎖反応によって死亡するケースは少なくありません。そのさまざまなケースにH2ブロッカーが関連している事例によく出くわします。

次のケースも、そうした害反応カスケードを起こした例です。

【症例3】ショック状態に陥った女性

当時七四歳の女性です。嘔気と便秘のために胃腸科の病院に入院。このとき、精神症状はなく会話は正常でした。しかし胃のあたりの不快が治まらず、入院三日めに胃内視鏡で十二指腸球部変形（十二指腸潰瘍の跡で、おそらく鎮痛剤によるもの）が発見されたため、**ガスター**四〇mg／日、ピレンゼピン（**ガストロゼピン**）四錠／日が処方されました。

その翌日深夜からバルーンカテーテル挿入のままトイレに行こうと病棟を徘徊するなどの異常行動が始まり、その後悪化しました。一時外泊した際、衣服を着る順序が分からないなど見当識障害、認知障害などが明瞭になってきました。これらの異常行動はファモチジンによる精神障害と考えて中止すれば、せん妄症状は治まっていたはずです。しかし病院では処方が継続され、原因不明として精査のため大学病院に転院しました。

転院後は、**ガスター**は半分に減量されましたが短期間には改善せず、代わりに抗うつ剤（**ドグマチール**）、抗パーキンソン剤（**シンメトレル**）、認知症用薬剤として、当時（九五年ころ）よく用いられていたいわゆる「脳循環代謝改善剤」が使われました。また、入院数日後から高カロリー輸液の点滴が約一か月間実施されましたが、これが、高カロリー輸液に必須のビタミンが用いられることなく実施されました。嘔気や嘔吐、安静時に脈が速くなり、意識障害および運動機能障害がだんだん悪化し、転院約一か月後に昏睡、瞳孔異常が確認され、ビタミンB_1欠乏による脳症（ウェルニッケ脳症）と考えられる症状がそろってきました。

ＣＴスキャンやＭＲＩ、脳波検査ではラクナ梗塞（小さな梗塞）は散在していましたが、意識障害や精神症状の原因となるほどの器質的病変は認められません。それから乳酸アシドーシス（血液中に乳酸が増え過ぎて血液が酸性となる状態）によるショック状態となり、全身の機能低下を生じました。

ショックに陥った四日後に、必要なビタミンが輸液に入れられていないことにようやく医療機関側が気づき、ビタミンB_1などのビタミン類を補給すると、すべての症状や検査値が改善する傾向を示しました。つまり、重症ビタミンB_1欠乏症（乳酸アシドーシス性ショックを伴う全身の神経系、ホルモン系統の機能低下）が生じたと考えられます。

その後、敗血症に伴う多臓器不全が生じ、気管内挿管のうえ人工呼吸管理を要しましたが、徐々に改善しました。しかし、介助でも歩行は不可能となり、脳症後遺症としての認知症の状態で約六か月後に退院しました。その後もしだいに悪化し、六年あまりのちに死亡されました。

始まりは**ガスター**による一時的なせん妄であり、このときに中止していれば治まっていたものを、減量したとはいえ、継続されたために（小柄な人であったことも関係して）害反応が治まらず、やはりせん妄を生じうる抗うつ剤や抗パーキンソン剤が追加され、しかもビタミン抜き高カロリー輸液で精神・神経症状に引き続き、不可逆的な脳の傷害が起き、敗血症も加わり、退院できたとはいえ、著しく体力が低下し、死期を早めた、と考えられます。

腎障害患者はせん妄を起こしやすい

以上「はじめに」で紹介した女性を含む四人の病歴などをみると、「はじめに」の女性は心筋梗塞と糖尿病、症例1は肝硬変です。症例2は高カルシウム血症、症例3は高齢に加えて非常に小柄でした。症例のなかには具体例はありませんでしたが、腎障害の程度によりH2ブロッカーの血中濃度が高くなりやすいという傾向があります。特に**ガスター**は、腎障害時に血中濃度が高くなりやすく、したがって害反応が出やすいのです。

ガスターに限らず薬剤によってせん妄になる条件には大きく分けて二種類あります。

まず、（A）血中濃度が高くなる場合と、（B）本人の感受性が高まっている場合です。
（A）の血中濃度が高くなるのは次の四条件です。

1　腎障害
2　肝障害
3　肝腎障害（非代償性肝硬変では肝腎障害として腎障害も伴う）
4　H2ブロッカー（薬剤）の血中濃度を高める薬剤を併用

一つでも条件に当てはまるようであれば、要注意です。
（B）の本人の感受性が高まっている場合（血中濃度が比較的低くても起こりうる）には、その本人が次のような要因を抱えているかどうかに注意が必要です。

1　高齢者
2　認知症の傾向
3　糖尿病のコントロール不良

4　高カルシウム血症
5　低酸素血症、その他せん妄を生じさせやすい他疾患合併
6　せん妄を生じさせやすい薬剤を併用

ガスターはほぼ純粋に腎排泄性の薬剤であるため、血中濃度が腎機能に大きく関係します。腎機能を適切に評価するためには、「クレアチニン・クリアランス」という検査が大切です。**ガスター**の添付文書には九六年までは腎機能に応じた用量調節方法が明示されていませんでした。私がその年に指摘した後、**ガスター**の添付文書にクレアチニン・クリアランスで調節すべき用量が記載されるようになりました。

H2ブロッカーの一つ、ラニチジン（**ザンタック**など）は、経口用量と注射用量の換算に十分な注意が必要です。経口剤で用いると、肝臓を初回通過する際に半分が解毒され、全身に回るのが静脈注射した場合の二分の一に減少してしまいます。したがって、経口剤と同じmg数の注射剤を用いると、血中濃度が二倍になり危険です。

また、肝臓の働きが高度に障害された人では、初回通過による解毒がなされにくいので、ラニチジンの血中濃度が高くなりやすく、この点、注意する必要があります。

さらに、ラニチジンは腎臓でも排泄されるため、腎障害患者に対しても用量調節が必要です。

ラニチジンについては、添付文書にクレアチニン・クリアランスによる調節用量が記載されています。しかし、肝障害患者ではラニチジンの血中濃度が高くなりやすく、調節が必要である点に関して添付文書では極めて小さくしか注意を促していません。そのため見過ごされやすいのです。

高齢者ではさらに注意が必要です。その理由は、クレアチニン値やクレアチニン・クリアランスでの見かけ上の腎機能よりも実際の腎機能は低下していることが多いために血中濃度が高くなりやすいという面が一つ。それに、潜在的にすでに微細な脳障害があると考えたほうがよいので、せん妄などの精神症状が現れやすくなっているからです。

せん妄を重篤な症状に進ませないために

H2ブロッカーがせん妄を起こすことを知っている医者は今でもまだ少ないかもしれません。ありえないと否定する医師さえいます。H2ブロッカーやその他薬剤によるせん妄の害に遭わないようにするためには、医師がどう考えようと、何よりもまずみなさんご自身が、「H2ブロッカーなど薬剤使用によって、せん妄が起こりうる」との認識を持つことです。使用開始初期に発症することが割合多いので、その特徴を考慮し、入院した家族にせん妄が現れて、ICU症候群などと診断されても、せん妄をきたしうる薬剤が処方されなかったかどうか、主治医に問い合わせて点検することが大切でしょう。

薬剤性せん妄は、開始翌日といったごく初期ならば、その薬剤を中止することによって、おそらく一晩で解消します。不穏な状態に対して主治医がハロペリドールなどの抗精神病剤や鎮静剤を処方する前に、家族としては薬剤性を疑い、可能性のある薬剤はまず中止してもらうよう主治医に言ってみましょう。

また、長期継続されていた場合には回復に時間がかかるので、辛抱強く回復を待つことが必要です。

症例2や症例3のように、対症療法による薬剤の害反応が絡むと病像は複雑化します。場合によっては、ショック状態や最悪の場合は薬剤性の致死的不整脈死もありうることを考えると、遠慮せず主治医に訴えるべきなのです。

薬剤性のせん妄を重篤な症状に進展させないためにも留意すべき点を次のようにまとめました。

1　H2ブロッカーなど薬剤によりせん妄が生じうるとの認識を持つこと。
2　薬剤を使用開始後二、三日以内、特に翌日の夜が起きやすい。
3　せん妄が現れたら、まず薬剤を疑う。特にH2ブロッカー。
4　初期なら中止するだけで解決する。
5　抗精神病剤（ハロペリドールなど）や鎮静剤を処方される前に、薬剤性を疑う。
6　可能性がある薬剤はまず中止を。特にH2ブロッカーは即中止を。
7　しかし、せん妄状態が長期継続していると回復に時間がかかる。
8　対症療法剤による害が絡むと病像は複雑化する。

第三章

薬物によるせん妄

日本のうつ病患者の四分の一は高齢者

認知症と非常によく似た症状の病気として、老人性うつ病があります。うつ病は加齢とともに増える傾向にあり、日本のうつ病患者の約四分の一は六〇歳以上の高齢者とされています。

老人のうつ病の発病メカニズムについて興味深い文献があります。老人性うつ病患者の九三・七％に脳卒中とは認識されない無症状の脳梗塞がＭＲＩ検査で見つかったという、広島大学（当時）の藤川徳美医師らによる論文です。認知に関係した部位の脳細胞の傷害・障害が強ければ認知症になるし、意欲や気分に関係した脳の部位（主に大脳基底核から前頭葉）が傷つくと、うつ病になると考えられます。したがって、老人のうつ病は老化現象の一つとして捉えるべきです。

うつ病は心の病とされていますが、若い人のうつ病でも、ＭＲＩでは見つからないようなものも含めれば、実は脳には細かい傷が生じていると考えられます。神経を興奮させる物質を長時間与えると、興奮毒性のために神経細胞（ニューロン）の一部が死滅することが動物実験で確認されているからです。

強いストレスが長時間持続したり、短時間でも、地震や事故でたいへん激しいストレスにさらされると、その後うつ病になったり、心的外傷後ストレス障害（ＰＴＳＤ）が生じることがあります。これらは単に心の問題というより、強いストレスによる興奮毒性のために神経細胞（ニューロン）の一部が死滅したためであろうと私は考えています。

神経細胞は一度死滅すれば再生は不可能とされています。それでも若い人の代償機能は老人より旺盛なため、若い人のうつ病は十分な休養をとって心身を安静にすることで傷害された神経細胞が代償され、全体の機能は回復に向かいます。しかし、老人の場合は、代償機能も老化しているために回復は若い人のようなわけにはいきません。

老人のうつ病はもちろん、若い人のうつ病も心の病とはいえない側面が大きく、、薬で治せるというものではありません。

老人のうつ病は認知症とオーバーラップ

うつ病の症状は、以下のようなものです。

憂うつな気分になり、何もする気がなくなる。毎日の生活や他人に対して興味がなくなる、何をしても楽しくない、体を動かすのが面倒になる、集中力が続かない、イライラしてじっとしていられない（焦燥感）、興奮して怒り出す、自分がすべて悪いと考える、自分は何をしてもだめだと思う、わけもなく悲しくなる、死んでしまいたいと思ったり口にしたり、実際に自殺を図ったりする……などです。

身体的な症状としては、不眠、食欲減退、頭が重い、倦怠感、疲労感、判断力の低下、ひどいもの忘れ、字を見ても頭に入らないなどの思考障害などが挙げられます。

外から眺めると、表情に変化が見られない、沈んだ様子でぼーっとしているといった状況です。特に日中に眠気があったり、夜によく眠れないといった長く続く不眠、逆に睡眠時間が長すぎるといった状態もありえます。

これらが、診断するうえで重要な症状ですが、「病的」な状態というのは、こうした症状のために、職場や社会生活、家庭内の生活にも支障が生じている状態を指します。この状態を「大うつ病」といいます。

高齢になると先にも述べたように、細かな血管が詰まることとも手伝い、より少ないストレス刺激でも神経細胞は死滅してしまうことになるはずです。海馬など認知に関係する部分が多く傷害・障害されると認知症の傾向が、大脳基底核など意欲や気分に関係する部分が多く傷害・障害されるとうつ病の傾向が強くなるのでしょう。

したがって、老人に生じるうつ病（老人性うつ病）は、うつ症状とともに、認知症の傾向が生じ、脳血管性認知症にうつ病、抑うつ症状を伴いやすいのは当然のことです。

つまり、老人性うつ病と認知症の症状は重なっている部分が多いといえます。両者を見分ける必要も特にはないのですが、多少特徴を挙げてみましょう。

認知症は、ゆっくり記憶障害から発症し、初期のうちは深刻さを欠いていますが、質問に対してはぐらかしたり怒ったりします。

一方、うつ病では自責的で深刻味をおび、質問に対する返答が遅れたり、分からないと言ったりします。自分を責めがちになるのが認知症とかなり異なる点といえます。自殺願望を抱くのもうつ病の特徴です。

認知症患者は、不眠などの身体的な症状にしても、本人が苦痛と感じることはうつ病に比べると少なく、夜中に興奮、徘徊などの問題行動を伴うなど、老人性うつ病と違って日常の活動は逆に増える場合さえあります。

症状の進み具合によって適切な対応は分かれますが、うつにしても認知症にしても、本人の世界に干渉しすぎないことが大切です。それでいて、しっかりと見守り、支えるようにして、暮らしや環境を整えていくという配慮をしましょう。

使用が拡大しているSSRI

老人性に限らず、うつ病そのものは、このところ急激に増えているといわれています。厚生労働省の二〇〇八年の患者調査によると、うつ病の患者数（躁うつ病を含む）は一〇四万人を超え、一〇年足らずで二・四倍に急増したといいます。

以前は、抗うつ剤というと三環系抗うつ剤しかありませんでした。この系統の薬剤は、口が渇く、尿が出にくくなるなど不快な副作用症状があり、あまり処方されることはなかったのですが、フルボキサミン（**ルボックス**、**デプロメール**）が九九年五月に、パロキセチン（**パキシル**）が二〇〇〇年一一月に販売されるようになってから、当座の副作用が少ないことからよく処方されるようになり、それにともなって、「うつ病」と診断される人が増加した、というのが真相だと思います。これらの薬剤はSSRI（選択的セロトニン再取り込み阻害剤）という系統に属するものです。

うつ病は、脳内で元気や意欲の源泉であるノルアドレナリンやドーパミン、気分の安定や自信に関係するとされるセロトニンが不足するために起きてくる、と考えられています。この説に反する事実もあるのですが、状況証拠からおおむね受け入れられています。

三環系抗うつ剤は、脳内の興奮物質であるノルアドレナリンやドーパミンを増加させる作用があり、うつ病の治療に用いられてきました。しかし、先述したように、口が渇く、尿が出にくくなるなどの副作用があり、あまり気軽には用いられてきませんでした。

ＳＳＲＩは、ノルアドレナリンやドーパミンよりもセロトニンの濃度を高める作用が強く、口が渇いたり尿が出にくくなるなどのすぐに自覚するような副作用は少ないため、よく使われるようになってきました。しかし、ＳＳＲＩはセロトニンを増加させることで最終的にはドーパミンを増加させる作用があり、依存が生じやすい薬剤です。

ＳＳＲＩは、うつ病だけでなく、パニック障害にも使用が認められています。パニック障害とは、以前は自律神経失調症と呼ばれていた状態が近いでしょう。胸がドキドキするなど病的な不安に陥るパニック発作が繰り返し起きて、不安が一か月以上続いて社会生活が送れなくなる状態を指します。

ＳＳＲＩはうつ病だけでなく、こうした不安を中心とした状態や月経前症候群など適応外の症状にまで使用が拡大していますが、安易に使われすぎていると私は思います。

セロトニンやドーパミンの濃度が高くなりすぎると、異常に興奮し、攻撃的になり他害行為や犯罪にまで発展することがあるからです。

副作用が見逃されやすいパロキセチン

ＳＳＲＩ、特にパロキセチンがもっとも注意を要する点は、うつ病は半年くらいたつと自然に軽くなり症状がなくなることが多いにもかかわらず、これらの薬剤を用いると、本来薬剤が必要でなくなるはずの半年後にＳＳＲＩを減量したり中止したりできなくなることです。

また、もとの病気の症状と、薬剤の害反応（副作用）の症状、あるいは減量や中止したときの離脱症状が似ていることも問題です。このため、離脱症状が出るとまた服用を再開せざるをえないこと、重篤な害反応が現れているのに、効いていないと誤診されて、かえって処方量が増やされる危険性もあります。

めまいや動悸や無気力、気分の落ち込みなどの症状は、パニック障害でもパロキセチンの副作用でも現れます。パニック発作の強い恐怖感と、害反応による錯乱状態との区別はかなり難しいでしょう。「死にたい」と思ったことがないうつ病の人やパニック障害の患者に自殺願望が現れると、抗うつ剤の害を疑うよりもとのうつ病のせいにされたり、パニック障害だけでなくてうつ病もあったのだろうと考えられてしまいがちです。「殺したいと思う」、実際に人を傷つけるなど、うつ病自体ではめったに見られない攻撃性の症状が起きたりすることもあります。

また、人によって効き方が大きく異なり、効きやすい人では数日で過剰になり、中毒症状が起きる可能性があります。逆に効かない人にはいつまでたっても効かないということが起こります。

厚生労働省は〇三年八月に一八歳未満への**パキシル**の服用を「禁忌」としましたが、〇六年一月に解除しました。外国に合わせたとのことですが、海外では「小児等に使用しないこと（厚労省訳）」と実質上「禁忌」に近い扱いをしています。

医薬品医療機器総合機構には、ＳＳＲＩ服用後に突然他人に暴力を振るうなど攻撃性を増したり、激昂するなど害反応と疑われる症例が〇八年秋までの四年半に四二件寄せられています。

ＳＳＲＩによるせん妄に伴う激越／焦燥や攻撃性、衝動性が暴力事件につながったと考えられる例についてみてみましょう。まず非常にショッキングなケースが米国で起きています。

米国でSSRI服用後、8人射殺

この問題は、海外ではすでに二〇年前に始まっています。一九八九年、米国ケンタッキー州の男性が、仕事場で八人を射殺し、一二人を負傷させて自身も自殺しました。殺人事件の前に、SSRIの一つであるフルオキセチン（日本では未発売）を四週間使用していました。製薬会社が提訴され、九四年に和解が成立。その過程で企業が保有していた刺激症状に関する大量の資料が公表され、抗うつ剤使用と暴力行為との関連の可能性をさらに示唆することになりました。

また、米国ワイオミング州の六〇歳の男性。五回の不安とうつ病のエピソードを経験したことがありますが、自殺や攻撃的行動など、重大な障害は経験したことがありませんでした。しかし、九〇年にうつ病を経験した際、処方されたフルオキセチン服用後、激越や落ち着かない、幻覚様の症状が出現し、三週間にわたり症状は増悪しました。

そこでフルオキセチンを三環系抗うつ剤であるイミプラミンに変更して改善。九八年、新しい担当医は、フルオキセチンで害反応が生じたことに気づかず、同じSSRIのパロキセチン二〇mgを処方しました。二日後、おそらく二回目の服用後に、妻や訪問中の娘、九か月の孫娘の頭に銃弾を発射した後、自殺を試みました。

裁判では〇一年六月、娘婿の陳述により陪審員はパロキセチンが人によっては殺人や自殺を起こしうるという判断を下しました。

裁判の経過中に出てきた証拠資料のなかには、重篤な攻撃性を示した八〇人の症例中二五人が殺人であった、との製薬会社の未公表調査結果が含まれています。

私が鑑定を依頼されただけでも衝動や暴力事件が三件あり、いずれもパロキセチン（**パキシル**）が用いられていました。

一件めは、四六歳の男性が、仲の良い妻の頭をくぎ抜き（鉄製バール）で殴ったという事件。

二件めは、五七歳の男性公務員が**パキシル**を増量された後、普段の穏やかであった人柄からは想像できないほど攻撃的、衝動的になり、公金数百万円が入った他部署の手提げ金庫を、「ずさんな管理に警鐘を鳴らすため」と考えて、自宅に持ち帰った事件。

三件めは、線維筋痛症を伴う慢性疼痛症候群の典型的な経過で反応性抑うつ状態（身体の異常を原因とするうつ状態）となった三四歳の女性が**パキシル**漸増中三〇mgで中断したところ、数日後に自殺を企てて、三日後に受診し、**パキシル**四〇mgで再開され、その六日後に小学生の息子を絞殺した事件です。

用量を変えたときに副作用が出やすい

〇九年五月に開催された「薬事・食品衛生審議会医薬品等安全対策部会」に提出された資料には、SSRI服用による殺人、傷害、暴行、器物破損、放火といった「他害行為」などの例が多数報告されています。

たとえば、「大うつ病以外のうつ病」との病名で**パキシル**が用いられた三〇代の女性。電話で主治医をののしり「自殺する」と言い、母親に対しては「皆殺しにしてやる」と叫んで刃物で自分や母親に切りつけたり灯油をまいて火をつけたりしています。こうした他害行為があった副作用報告例は二六件。他害行為につながる可能性のあった報告例は四五件でした。

他害行為に及ばなかった報告例一〇二件のなかにも衝動行為、激越、錯乱、妄想性障害、昏迷、アカシジア（静座不能）、精神病性障害、自傷行為、自殺念慮、自殺企図、自殺既遂、攻撃性、躁病、せん妄など、かなり激しい例が少なくありません。

これらはパロキセチン（**パキシル**）、フルボキサミン（**ルボックス、デプロメール**）、セルトラリン（**ジェイゾロフト**）、ミルナシプラン（**トレドミン**）の〇九年三月末日までの副作用報告から抽出した「敵意／攻撃性」に該当する計二六八件の一部です。

パキシルは、血中濃度に個人差が大きく、用量が二倍になれば血中濃度は四倍、用量が四倍になると血中濃度は一九倍にもなります。つまり、用量増減に伴う血中濃度の増減が激しく、中毒症状だけでなく、離脱症状も出やすくなるということです。

また、開始時、増量時、減量時、中断時などに自殺を考えたり（自殺念慮）、自殺を図ったり（自殺企図／自殺未遂）、実際に自殺したりする（自殺既遂）例や暴力関連（敵意、攻撃性、殺意、殺人）の害反応などが報告されています。暴力行為・攻撃性は**パキシル**の用量を変えた際に起きやすいのです。

使用に歯止めがない日本

厚生労働省では、実際に傷害などの他害行為があった合計三五件に、ミルナシプランによる傷害などの他害行為につながる可能性があった四件を加えて因果関係を精査しました。その結果、パロキセチン二件、フルボキサミン二件で因果関係が否定できないと評価し、添付文書を改訂し、注意を喚起しました。しかし、これまでのさまざまな調査の結果を総合した関連の強さを考慮すれば、わずか四件というのは明らかに過小評価です。

実際、因果関係不明とした例についても、「SSRI等を処方されたことにより、興奮、攻撃性、易刺激性等の症状を呈し他害行為に至ったか、あるいはその併存障害の進展により他害行為が発生したことが疑われた」と述べており、実際上はこれらの例でも、十分その可能性が疑われています。なお、併存障害とは、躁うつ病や統合失調症のうつ症状、アルコール依存症やパーソナリティー障害などを意味しています。

諸外国では小児の大うつ病、不安障害、強迫性障害に**パキシル**を用いた六件の無作為化比較試験が実施されていて、いずれも効果は証明されていません。またいくつかの試験それぞれ単独でも、自殺や攻撃性が増大する害があり、過去の複数の研究結果を総合した統計解析でも効果は証明されず、確実に自殺および攻撃性の害がありました。自殺は約二・五倍、「激越もしくは攻撃性」として害をまとめると約七・七倍になったことを、米国食品医薬品局（FDA）が製薬企業のデータを独自に再解析して報告しています。

うつ病に悩む人が少なくない状況で、非薬物療法は、医療技術としての経済的評価が低く、しかも時間がかかります。そのような状況のなかで医師は薬物療法に頼りたくなり、患者も簡便な薬物療法に頼りたくなる状況は理解できます。しかし、欧米では一〇年から二〇年かけてSSRIの使用が増えてきましたが、日本で**パキシル**は発売後、数年以内に爆発的に使用量が増えており、**パキシル**の売り上げの増加が鈍ってきたと思ったら、今度は**ジェイゾロフト**が発売され売り上げを伸ばしています。このように、歯止めのない状況が生じているため、害の拡大が心配です。

睡眠剤によるせん妄で犯罪行為にも

深刻なのはSSRIだけではありません。睡眠剤・抗不安剤として用いられているベンゾジアゼピン剤などによってもせん妄・攻撃性は現れます。不安や強迫感などを主体とする神経症に用いられる抗不安剤は「マイナートランキライザー（緩和安定剤）」、あるいは単に「安定剤」と呼ばれています。そのなかで比較的即効で効果の持続時間が短いものが睡眠剤として用いられます。

気軽に処方されていますが、睡眠剤、特に短時間作用型のものは依存症に陥りやすいという傾向があります。その典型がトリアゾラム（**ハルシオン**）です。半減期（薬剤の血中濃度が半分になる期間）が短く、アルコールとほぼ同じく三時間くらいです。使い続けると比較的短期間のうちに効果が持続する時間が短くなって、早く目覚めてしまい、結果的に服用量を増やすことになります。

そうして薬を止めたり減量したりすると、飲む前よりもひどい不眠、不安に襲われ、結果的に依存症になってしまいます。ほかのベンゾジアゼピン系薬剤よりも記憶障害が起きやすく、飲酒時に抑制が取れた状態のようになって、錯乱、異常行動、興奮、幻覚、人格崩壊、抑うつ症状の悪化などが生じます。

睡眠剤や抗不安剤を服用すると、アルコール同様、昼間の判断力や記憶力が落ちてきて、イライラや不安が募り、興奮しやすくなります。高齢者ではせん妄が急に現れることもあります。強い依存症になっているときに急に中止すると、禁断症状としてけいれんや幻覚が生じてくることもあります。

リストラや会社の倒産、失恋や受験の失敗などで病的な不安に陥り、薬剤がなければ通常の社会生活が送れない人がいるのは事実です。そういう人たちにとって睡眠剤や抗不安剤は大切な命綱のように思われているかもしれません。それらを短期間だけ飲んでいる人や、ある程度の期間使用していても症状が安定している人、少量の薬剤で量が増えていない人は、とりあえず問題はそう大きくはないはずです（もっとも、使わないに越したことはありませんが)。しかし、だんだん量や種類が増えている人は、より入念に点検が必要です。大事に至らないためです。

その重要性を十分に認識してもらうために、まず暴力・犯罪行為につながりうる睡眠剤・抗不安剤によるせん妄、健忘、激越/焦燥、敵意、攻撃性、衝動性などについて、私が相談を受けた具体的な事例をみながら考察してみましょう。

大量服薬で傷害事件

夜の一一時半ごろ、三五歳の男性が通行人に対して包丁を突き付けて「俺は強盗や」「刺そか」と脅しました。逃げる通行人を追ってカラオケ店に入って殴りつけました。その一時間余り後に、駅前で客待ちをしていたタクシー運転手を「金貸せ、俺は強盗や」とカッターナイフで脅し、殴って全治二週間の傷を負わせました。駅前には交番があり、現行犯逮捕。男性には事件当時の記憶がほとんどありませんでした。

男性は事件を起こす前に大量の抗うつ剤や睡眠剤などと日本酒を摂取して物質誘発性せん妄の状態にあり、それに伴う意識障害と脱抑制状態によって心神耗弱の状態にあったことが判決で認定されたものの、結局、懲役五年の実刑判決を受けました。

使用薬剤をみたうえで、その特徴を示します。

男性は睡眠剤・抗不安剤として、**ハルシオン**、**ドラール**、**レンドルミン**、**ロヒプノール**（以上、ベンゾジアゼピン系睡眠剤）、**デパス**、**セパゾン**、**ワイパックス**（以上、ベンゾジアゼピン系抗不安剤）、**ラボナ**（バルビタール系睡眠剤）のほか、SSRIである**パキシル**がほぼずっと一日八〇mg、**トリプタノール**（三環系抗うつ剤）、**ドグマチール**（ベンズアミド系抗精神病剤）、**ガスター**、そして一時期ではありますが躁病用の薬剤の**リーマス**などが処方されていました。

処方の特徴は、同じ目的で、基本的に作用の仕組みが同じ薬剤（特に睡眠剤・抗不安剤）が数種類処方され、用量が増加していったことです。睡眠剤・抗不安剤の服用量を、添付文書に記載された常用量を一とした場合の用量比で換算し、睡眠剤・抗不安剤（バルビツール酸系睡眠剤を含む）の合計常用量換算比を求めてみました。

初回受診時にベンゾジアゼピン系睡眠剤が二種類処方され、一つひとつは常用量の範囲内ですが、合計では常用量の一・七五倍でした。一か月めで四倍となり、三か月めで五倍、半年で六倍に達しました。一時は睡眠剤・抗不安剤が六種類処方されていました。

一か月余り服薬を中断した時期がありましたが、再診後、常用量比四・五〜五・五倍で再開され、その後急速に増量されています。事件の四日前には睡眠剤・抗不安剤の処方が八・五倍となりました。そしてそれでも眠れなくなり、事件を起こした夜は、合計で常用量の一二・五倍の量を服用するに至り、事件を起こしたわけです。

もう少し詳しくみてみましょう。事件当夜は、午後八時ごろに夕食をとった後、朝昼夕食後に服用するように処方されている薬剤として**パキシル**、**トリプタノール**、**デパス**、**ガスター**、**ムコスタ**をまとめて服用しています。午後九時ごろに就寝前服用薬の**ハルシオン**、**レンドルミン**、**ロヒプノール**、**ラボナ**、**トリプタノール**の合計九錠をまとめて服用し、そのまま寝床に入ったものの寝付けなかったため、**ハルシオン**二錠を追加服用。それでも眠れないので日本酒を五合ほど飲み、さらにおそらく**ハルシオン**二錠を服用したものの、このあたりから記憶がはっきりしないといいます。

逮捕され、留置場から拘置所に移されてからは、あらゆる薬剤が中止となり、途中経過は不明ですが、まもなく、まったく正常な精神状態になりました。一〇年六月現在も、正常な精神状態が続いています。

せん妄状態に陥って百貨店で放火

四七歳の女性です。事件三日前に購入した商品と違うものが届けられたことについて百貨店側の対応に腹が立ち、攻撃的になっていました。その対応にますます怒りが高じてきたため、事件当日、自分で車を運転して百貨店へ出向き、女子トイレのトイレットペーパーにライターで火をつけました。次いで、同店の婦人服売り場の試着室で、カーテン・タッセル（カーテンを束ねる紐）にライターで火をつけましたが、いずれも従業員らにより消火されました。さらにトイレで赤ちゃん用の椅子に紙袋を置いてライターで火をつけ、仕切り板を焼きました。その後、買い物などをして車で帰宅し、約七週間後に逮捕されました。

彼女は事件を起こす前、数年間にわたり抑うつ状態などのため睡眠剤・抗不安剤、ＳＳＲＩなどを服用していました。直前にはＳＳＲＩは服用しておらず、睡眠剤・抗不安剤を大量に服用していました。裁判ではその点が考慮され、「心神耗弱とまでは認められないが、酩酊状態にあり、これが影響したことは容易に推認できる」と懲役三年（執行猶予五年）の判決が下されました。

留置場勾留中は処方された薬剤がそのまま継続されていましたが、その後、完全に薬剤は中止されました。非常につらい状況であるにもかかわらず、薬剤なしで以前よりもよく眠れるということです。

使用した薬剤をみます。

家庭内の事情から不安や不満があり、不眠を訴えて受診。睡眠剤・抗不安剤、抗うつ剤などが処方されました。時にトラブルがあり、強い不眠のために薬剤を多く服用すると意識もうろうとすることがあるかと思うと、風呂にも入らず、買い物など必要なこと、自分のしたいことだけして過ごす、あるいは攻撃的な言動をするなどもありました。しかし、自営の店に来る客や友人には、物静かでよく気が付く良い人という印象であったようです。

事件の約半年前には、**ロヒプノール**、**ベンザリン**（以上、ベンゾジアゼピン系睡眠剤）、**デパス**、**セルシン**（以上、ベンゾジアゼピン系抗不安剤）、**セロクエル**（抗精神病剤）が処方されていました。睡眠剤・抗不安剤が、常用量比で約四・三倍でした。

事件を起こす約三か月前から**レキソタン**（ベンゾジアゼピン系抗不安剤）が追加され、常用量比で約五・三倍となりました。事件の二週間前に大きなストレスがあり、著しく不眠となり、**ベンザリン**を二〜三時間ごとに服用するようになり、二週間分を九日間で服用してしまいました（常用量比で八・二倍）。そして、臨時で受診し、二週間分の処方を受けました。

事件前日には**ベゲタミン**（抗精神病剤、ベゲタミンAかBか不明）を四～五錠服用し、当日百貨店到着後に、**ベンザリン**一〇錠程度あるいは、**ロヒプノール**、**デパス**を各五錠程度服用し、事件を起こしました。常用量比で、**ベンザリン**なら一〇倍、**ロヒプノール**、**デパス**なら六・三倍です。これら睡眠剤・抗不安剤を大量服用したと思われる時間から三〇分間程度は完全に記憶がなく、発病以降の記憶が抜け落ちる「前向健忘」があったと考えられます。

彼女の場合も、睡眠剤・抗不安剤に対する耐性が生じ、急激な増量の後にせん妄状態に陥り、記憶のないまま攻撃的となって事件を起こしたといえます。そして事件後は、拘置所にいる間にすべての薬剤が中止となり、完全に正常な精神状態を取り戻しました。

睡眠剤を飲んだ六八歳妻が七〇歳夫を絞殺

これら睡眠剤・抗不安剤によるせん妄の二例については、私が相談を受け意見書を書きましたが、残念ながら検察側が拒否したため証拠として採用されず、審理の参考にもされませんでした。次に文献上報告され、心神喪失が認められた高齢者の例を紹介します。

六八歳の女性が、七〇歳の夫（一〇年前から脳梗塞後遺症のため半身不随）を介護していました（彼女は夫の異性問題から以前、ガス自殺を図ったことがあります）。ある日、二人で飲酒後（彼女は約二五gのアルコール＝ビール五〇〇ml相当を飲酒）、女性は睡眠剤のブロチゾラム（**レンドルミン**など）をおそらく六錠（あるいはそれ以上）服用して入眠しました。

服用後四〜五時間後と思われる深夜、女性は隣家に住む長女宅を訪れ、「じいちゃんを殺しちゃった」と述べ、夫が女性の腰紐で絞殺されていることが確認されました。直後の取り調べで、彼女は犯行内容を多少具体的に供述したようですが、再び入眠し、覚醒した翌日昼ごろにもまだ会話がちぐはぐで、翌々日昼ごろになって初めて正常に戻り、泣いて謝罪しました。

しかし、犯行時の記憶がないことを主張したため、精神鑑定が実施されました。鑑定医は、詳細な問診の結果、犯行前後の行動についての健忘を認め、犯行直後の統制を欠いたと思えるちぐはぐな言動、犯行自体が彼女のもともとの性格や生活と関連がみられない、すなわち「人格違和的」と考えられることなどから、「意識障害、特にもうろう状態に基づく犯行」と判断しました。ただし、健忘は完全な健忘ではなく、前後関係が不明であるものの断片的な記憶はあり、部分健忘と判定されています。

総合的な鑑定結果は「明らかな意識障害に基づく犯行と判断し、犯行時は責任無能力（つまり心神喪失）に相当する状態」でした。

高齢者では、これほど大量の睡眠剤を服用しなくても、せん妄状態を引き起こすことがあります。詳しくは第四章（一二一頁）で述べますが、**ハルシオン**や**マイスリー**など、短時間作用型の睡眠剤は、飲んだ翌日の夕方に血中濃度が低下するため、離脱症状としてのせん妄が起きやすくなります。また比較的効果が持続する安定剤を服用していると、夕方や夜間にせん妄が起きやすくなります。多少とも認知症の初期症状の傾向のある高齢者では、特にこの傾向が出やすいので注意が必要です。

一気に服用量が増して事件に

睡眠剤・抗不安剤によるせん妄で事件を起こした例では、文献的には、比較的服用期間が短いケースが多いようですが、私が相談を受けたケースでは、二人（前述の傷害の男性と放火の女性）とも、睡眠剤・抗不安剤を長期間服用していて、あるときから急速に使用量が増加しているのが特徴でした。

二人の経過をみると、日常的な悩みやストレスからくる不安やうつ状態に対して睡眠剤・抗不安剤が安易に処方され、急速に耐性ができるためにそれまでの用量では症状が抑えられなくなると、医師は処方薬剤を増量することでこれに対処し、ある時点からは自己制御が利かなくなり、医師の処方を無視して一気に服用量が増しているにもかかわらず、処方は続けられ、ますます正常な思考や感情、行動の制御、周囲への注意や認知機能が低下しています。

このように、睡眠剤・抗不安剤の服用そのものについても抑えが利かなくなり、一気に大量服用して、健忘状態のもとで凶暴性・攻撃性が生じる、という点でも二人の経過はよく似ています。そして、周囲からは理解できない暴力、強盗あるいは放火という事件を起こすに至ったと考えられます。文献例と同じく、私は、「心神喪失」に当たると判断します。

特に注目してほしいのは、事件を起こし、すべての薬剤の服用を中止したら、かえって不安や不眠がなくなっている点です。このことも二人に共通しています。

放火した女性は、「あれだけの事件を起こしたのですから、つらくてつらくて、前の状態だったら、眠れないほどだと思うのですが、睡眠剤を飲まなくなってからは、かえってよく眠れるのです。ほんとうに不思議に思います」と言います。しかし、これは不思議なことではなく、睡眠剤でよけいに眠れなくなっていた、ということを如実に示しているのです。

事件当日の行為自体は、本人のもともと、あるいは事件後の性格や生活経歴、現在の諸状況とは関連がなく、周りには了解不能で、すなわち「人格違和的」です。

ただ、すでに睡眠剤・抗不安剤などを服用している場合には徐々に悪化する場合もあります。すると、異常な状態が本人のもともとの性格として認識されるため、「人格違和的」と捉えられにくくなります。

睡眠剤については、もう二つ指摘しておきたいことがあります。

一つは、ふだん不眠など感じたことがない、という人よりも、何日かに一度は不眠になる、という人のほうが長生きするというデータです。これは、米国で約一〇〇万人を対象に数年間追跡調査し、性・年齢・主な病気の有無なども調整した結果ですので、極めて確かなデータです。しかし、睡眠剤に頼ると、死亡率が二五％程度高まるという結果になりました。死亡率が二五％高まるというのは、何か重大な病気を一つ抱えることに等しいのです（「薬のチェックは命のチェック」第一一号の特集「睡眠剤と安定剤」を参照のこと）。

もう一つは、睡眠剤を常用していると、うつ病の頻度が二倍程度高まるという事実です。これは、米国食品医薬品局が保有しているベンゾジアゼピン剤、あるいはその類似物を睡眠剤として使用した臨床試験（プラセボ〈偽薬〉を対照とした比較試験）を総合的に分析した結果で、極めて信頼性の高いデータです。

有罪判決を受けた二人の鑑定意見書を書く機会があり、あらためて睡眠剤・安定剤の害反応（副作用）の大きさを感じた次第です。

第四章　せん妄をどう識別するか

入院後に興奮・不穏状態

ある病院に勤務する薬剤師が、入院後の高齢者のせん妄についての経験を手記にして、「医薬ビジランスセンター」に寄せてくれました。

患者は骨折による緊急入院の高齢者で、手術後からせん妄が出始めました。調べてみると、入院前に受診していた開業医で抗不安剤や降圧剤など一二剤も処方されていました。医師や看護師と連携して薬剤使用を中断することで症状は消えていきました。薬剤への配慮がうまくいったケースとして、その手記を紹介しましょう。

二〇〇六年一二月二五日、八六歳の女性Aさんが右大腿骨の転子間骨折で入院してきました。痛みが強く、入院当日すぐに手術。手術はうまくいったので、落ち着いたらリハビリを行い、日常生活に必要な基本動作のレベルが上がったら（といっても歩行は困難なので、目標は車椅子）とりあえずは退院、という予定でした。ところが、術後、昼も夜もおむつを引きちぎったり、大声で叫んだり、「殺してー」を連発。時には幻覚が見えるという興奮状態や不穏状態が二か月ほど続きました。

家族の話では、入院する前から認知症のような症状が多少あったとはいえ、家族とのコミュニケーションはうまく取れていたし、普通に生活ができていたといいます。加えて、入院して一か月ほど経過した一月一七、一八日あたりから、興奮状態のせいで食事もままならず、通常の一～二割程度しか摂れていませんでした。

栄養状態が悪いせいか、仙骨部にじょくそう（床ずれ）もでき始めていました。二月前半に、看護師や主治医とも相談し、そろそろ栄養サポートチームにも紹介するべきかと話していました。

まずはAさんの服用薬剤を調べてみることにしました。高齢者の場合、一度飲み始めた薬は中止されずに、そのうえに次から次へと新たに加わることが残念ながら多いのです。Aさんの場合も、開業医で一二剤を処方されていました。家族が言うには、本人は相当な薬好きとかで、本人の好きなようにさせていたそうです。

入院後も同じ薬剤が出ていました。このことを不思議に思われる読者がいるかもしれません。弁解するようですが、転院してこられた患者さんの場合、前院での処方をひとまず続けるのは、医療現場ではごく普通のこととして慣例化しています。

これら一二もの薬剤について、入院後の服薬状況はどうなっているのかを看護師に聞いてみました。看護師たちにとっては薬を飲ませることも大切な仕事のひとつなので、なんとか飲ませようとがんばります。

たとえば、ご飯の中に薬を混ぜてみたり、食事の際に水分を摂りたいと言ったときにすかさず「お薬を口の中に入れますよー」と言って飲ませたり。しかし全部食べないときもあり、薬を飲んだり飲まなかったりという状態だということが分かりました。

そこで、血圧や脈はどうなっているかを調べてみました。Aさんは循環器の薬剤をたくさん服用していて、既往歴には狭心症と心房細動との記載があったので、主治医である整形外科の医師は循環器内科に照会状を出していました。返書には「(狭心症の原因である)虚血も心房細動もいまはなく、心臓の状態は相当おちついているので、**ラシックス**と**インデラル**は中止してもかまわない」と書かれていました。

現在の血圧は、日によって違うものの大体は一二二/六四くらい、脈は六〇~七〇台でした。脈は問題ないけれど、八六歳で血圧をこんなに下げてしまったら逆に悪いかもしれません。**ニトロール**は飲み続けていて効果がなくなってきているし(耐性ができている)、しかも狭心症の症状がなければ必要ありません(ただし急に中止すると離脱症状があるので要注意ですが:筆者注)。

さらにベンゾジアゼピン系の薬剤を二種類（**ジアゼパム**と**デパス**）服用しています。これが不穏をつくることも考えられます。逆に入院前はちゃんと服用していたとしたら、入院後に服用が不規則になったことで離脱症状が起き、不穏の原因となっているのかもしれません。

高齢者が入院すると、認知症の症状が多少出るとか寝たきりになるのは仕方ない、と考えている医療者は非常に多いのが現実です。医療者に限らず患者さんの家族もそう思っている人は少なくありません。しかし気がつきにくいけれど、入院後の興奮・不穏の原因が薬剤であることは少なくありません。

そうこう考えているうちに、主治医（整形外科）と家族が話し合い、退院後は、家では面倒を見切れないから、どこか施設を探すという話まで進んでいて、メディカル・ソーシャル・ワーカー（MSW）までが介入しているというのです。

すべての薬剤を思い切って中止するのは無理でも、ともかく薬を減らすことが重要だと考えました。急に薬を止めることの薬理的なリスクもあるので、整形外科担当のもうひとりの病棟薬剤師に相談し、綿密に薬剤の情報を調べ、次に看護師にも相談しました。そして次に主治医に相談。今までのAさんの状態のこと、内科（循環器）医師からのコメントなど総合的に検討し合って、すべての薬剤を中止して様子を見ることになりました。

中止から一日、二日……。Ａさんのところに行ってみると、普通に会話ができましたし、ベッドを起こしてニコニコしています。また何日か後に「Ａさん、食事をだいぶ食べるようになったよ」と看護師からのうれしい情報。食事量は日に日に増していき、毎日全部食べられるようになりました。

すっかり元気になったＡさんに、看護師たちは、入院中ずっとお風呂に入れてあげていないので、せめてシャンプーしようということになりました。私もなんだかうれしくてついて行ったら、Ａさんのうれしそうな声が廊下中に響き渡っていました。「わたし、女の子なんやから綺麗にしてやー」

まさかここまで元気になるなんて、と主治医や看護師と喜びあいました。すっかり回復して薬は「なし」。当初の目標どおり車椅子に乗ることまでをクリアして、元気に退院していきました。退院後は施設へ行くことになったのは変わりないのですが、薬を止める前はリハビリさえままならなかったのに対し、車椅子で動き回れるまで回復しました。

患者さん本人が会話のままならない状態では、薬剤師が薬剤管理指導（いわゆる服薬指導）をするなんて無理なのでは……と思われるかもしれませんが、そういう患者さんに、薬の副作用が起こっていることがけっこう多いのです。薬のせいで興奮して会話ができなくなっていたり、幻覚が見えたりすることは、少なくありません。ですから、むしろ会話ができない患者さんの場合こそ、医師も看護師も薬剤師も、積極的に足を運ぶべきだと考えています。

（病院薬剤師）

不要な薬の副作用でせん妄

さて、この手記を皆さんはどう読みましたか。

病院では薬剤師が業務として病床に臨み、患者に服薬指導することはあっても、薬剤師の意見を取り入れるかどうかは主治医の判断に任せられています。この手記にあるような例は、薬剤師と医師と看護師との連携がうまくとれて、患者を回復へと促した珍しいケースだと思います。

それぞれの薬剤が始められた順序は不明ですが、それぞれの薬剤と副作用との関係を少し解説しておきます。

たとえば、どこかの痛みで鎮痛剤**チカタレン**（NSAID：非ステロイド抗炎症剤）が処方され服用すると、胃・十二指腸潰瘍が心配になります。その予防にと、**マーロックス**と**オメプラール**が処方されたり、また胃の症状があれば、H2ブロッカーの**ガスサール**が処方されることがあります。鎮痛剤**チカタレン**で尿量が減るとむくみが出るため、利尿剤の**ラシックス**が処方されます。**ラシックス**は高尿酸血症を招きますので、そのために、尿酸産生抑制剤**ミニプラノール**が処方されます。

ラシックスなど利尿剤は痛みを増強させる副作用があるので、**チカタレン**が欠かせなくなります（最初は軽いむくみで**ラシックス**がまず処方され、それで痛風の痛みなどが出て、**チカタレン**や**ミニプラノール**が処方されたのかもしれません）。

一方、**インデラル**や**ニトロール**で血圧が下がりすぎると、気分不良となり、ある種の不定愁訴（頭が痛い、体がだるいといった自覚症状があるものの、検査をすると原因となる疾患が見つからない状態）を訴えているように受け取られますので、そのために**ジアゼパム**や**デパス**が処方されます。**カルナクリン**も、特別必要なものではありません。

こうして、結局、もともとほとんど不要であった薬剤の副作用でせん妄に陥っていたことが分かります。ただ、**ジアゼパム**と**デパス**を一気に中止して、離脱症状が起きなかったのは幸いでした。**ジアゼパム**は最低量、**デパス**も常用量よりも少ない程度でしたから、離脱症状がほとんど出ずに済んだのでしょう。

夕暮れや夜間に多いせん妄

「たそがれぼけ」あるいは「夕暮れ症候群」といった言葉があるくらい、夕方から夜にかけて、せん妄症状が出てくるケースが少なくありません。夕方から生じてくるのは、多くは短時間作用型の睡眠剤、たとえばトリアゾラム（**ハルシオン**）やゾルピデム（**マイスリー**）を使っている場合です。昼間は薬が抜けてすっきりとしているのですが、抜けすぎて薬の血中濃度が下がると、依存症に陥っている患者の離脱症状として、せん妄状態になるからです。

夜間のせん妄は、たとえば睡眠剤や抗不安剤として使われるベンゾジアゼピン系薬剤を服用している場合に起こります。ごく少量使うと、脳内にドーパミンが分泌されて興奮させるほうに働きます。夜間に血中濃度が高まると、睡眠や安定よりも興奮するほうに作用して、夜間目覚めたときにはせん妄状態になっている場合があります。

薬は通常、朝昼夕と三回飲みます。夕食が比較的早いお年寄りだと午後六時前後の服用になります。すると、午後六時から翌日午前朝食後の七時か八時まで一二、三時間の間隔が空きます。昼間は四、五時間間隔です。そのため、午前中は薬の血中濃度が低くても、朝から昼を過ぎてしだいに血中濃度が高くなり、夕方から夜間にかけてせん妄が起こりやすいという傾向が出てきます。

ファモチジン（**ガスター**）の、特に点滴の場合、入院日の夕方から使用が始まり、翌日朝と夕、すなわち三回めの夕方の点滴が終わって二、三時間後にせん妄状態になるケースが多くみられます。

吐き気止めの**プリンペラン**の場合でも、はき気や嘔吐したその日の昼と夕、翌日の朝、昼、夕と飲んだ後の一、二時間後に筋緊張異常反応の発作を発症するという経過をたどる傾向がありますが、それとよく似ています。

急激に発症する薬剤性の害反応（副作用）の多くは、こうしたパターンをたどることが多いのです。したがって、害反応の知識を持っていれば、あるいは知識がなくとも害反応の可能性を疑うことができれば、容易に気づくことができるのです。知識もなく、疑うこともなければ、そのまま症状を悪化させ、最悪の事態を招きかねません。特に医療に従事する人には注意を喚起したいと思います。

突然の異常言動には薬剤性の可能性が

以前は普通にできたことが急にできなくなった、あるいは急にわけの分からないことを口に出すようになった、聞き分けのないことを言い出した、という場合は、薬剤性のせん妄を疑う重要なきっかけになります。あらたに薬が処方されていないか、薬が変わったということはないのか、要注意です。

入院中によくあるのは、点滴のチューブを抜こうとする、用事を思い出したから帰ると言い出す、バルーンカテーテルをつないだまま病棟をうろうろする、普段は口にしないようなことを口走ったり行動に移す、恥ずかしくてできないことをやる、そういった症状が、新たな薬剤の使用が始まって二、三日後に現れた場合には、薬剤が原因ではないかとまず疑ってみるべきです。

もちろん、患者によってはゆっくりと症状が現れるケースもあります。二、三か月の経過で徐々に悪化していくわけです。こうなると、認知症と区別を付けるのは大変難しくなります。

こうした場合、患者本人に自覚症状があることはめったにありません。自分が正気を失っていくことを覚えていないケースがほとんどです。その意味では、そばにいる家族や付き添いの人が薬剤に関する知識を身につけて注意を払うということが非常に大切になります。

統合失調症と間違われるせん妄、認知症

さまざまなせん妄の症例をみると、それが精神病の症状と似かよっていることが分かると思います。なかでも、その典型である統合失調症とよく似ています。

周囲との整合性をとりながら自分の行動を律していくことができないというせん妄の状態が若いころから持続的に起こっていると、統合失調症と診断される可能性がありえます。

加齢とともに脳の働きが低下し、記憶障害を中心とする認知障害が起きて社会生活が難しくなっていくのは認知症と重なります。

四〇歳代でアルツハイマー病を発症する例もあるため、若年型アルツハイマー病は統合失調症と誤診される例があります。

また、第一章で述べたとおり、レビー小体型認知症の場合は、非常に鮮明な幻覚症状などを伴うために、統合失調症という診断を受ける場合が少なくないようです。レビー小体型認知症に、統合失調症用の薬剤であるハロペリドール（**セレネース**）などが処方されると、ドーパミンの作用が抑制されてパーキンソン症状を急激に発症してしまいます。

認知症では記憶障害や見当識障害などの認知障害が中心症状としてあり、妄想や幻覚などが周辺症状としてあります。統合失調症の場合は妄想や幻覚などの主要な症状のほか思

考や認知の障害もあります。どちらも似たような症状がみられるので、誤診されることも多いのです。

しかし決定的に異なる点があります。統合失調症は、統合失調症用の薬剤（神経遮断剤など）を適切に使用すれば、記憶障害や認知障害も含めて種々の症状がコントロールされ日常生活を支障なく送ることができることが多いのですが、認知症では妄想や幻覚がたとえコントロールされても、記憶障害や認知障害が改善することはほとんどみられず、種々の害反応（副作用）が目立つことが多い、という点です。

良くなったのは自分の腕、悪くなったのは患者のせい

薬剤性のせん妄について、家族ではなく医師が留意すべきではないか、と読者のみなさんは思われることでしょう。そのとおりです。本来ならば、こうしたことには医師が十分な知識と診断をもとに適切に対処していくべきです。しかし、現実にはなかなかそうはなっていません。

医師は文献で読んだ新しい治療法を試してみたくなるものなのです。自分はほかの医師が知らないこんな新しい方法を知っているのだ、あるいは、それまでなかなか治療法がな

かった分野で、薬剤で好転したという症例報告があったりすると試したくなるものなのです。そして一人でたまたま成功すると、ほかの人にも同じように成功するはずと思い、また別の人にも試したくなります。

成功しなかった例や、明瞭に失敗したケースがあっても、不都合な例からは目をそむけがちです。「成功すれば自分の腕がよいと思い、悪くなればそれは患者本人の特異体質のせい」と思う傾向さえあります。医師のそうした傾向については、医師自身がよっぽど自覚して臨まなければならないことです。

次に、患者に処方する薬剤について、医師は一つひとつの特性や害反応について熟知しておくべきですが、残念ながらすべての医師がそうした「使用上の注意」をきちんと読んで理解しているとはいえません。

あるいは読んでいても、害反応に対する意識が低ければ、起こっている症状を見過ごすことになります。薬剤の害反応を疑ってかかる姿勢がなければ、手がかりとなる症状を見落としてしまうのです。

薬剤の添付文書の「使用上の注意」には「副作用」の項目もありますが、副作用についてくわしく説明することで患者が怖がって薬を飲まなくなることを過度に恐れ、医師があまり踏み込んでは説明しない場合が少なくありません。

また、医師は薬を処方した場合、「良くなる」ほうを見て、「悪くなる」ほうは見たがらないという傾向があります。そのほうが「治している気分になる」のです。すると、悪くなってもつい見過ごしてしまう、気がつかないというケースが起こってしまいます。

たとえば、**プリンペラン**という吐き気止めで急に首を曲げたり、眼球が上転したり、しかめっ面をしたり（筋緊張異常反応）、そわそわして落ち着きがなくなる（静座不能症）、動きが極端に鈍る（パーキンソン症状）などの害反応が起こるということは、添付文書に書いてありますので、それを読んでいれば、すぐに気がつきます。

あるいは、薬剤のせいかもしれないと思って疑問に思った時点で添付文書を見れば書いてある、添付文書に載っていなくとも、文献検索すれば医学論文になって出ています。また、新薬なら承認の際に根拠となった情報がインターネットで公開されています。ひょっとしたら、と思うことが重要なのです。

タミフルと飛び降り自殺の関係を疑う

タミフルは、インフルエンザ用の薬剤ですが、〇六年までは世界中の八割近くまでが日本で使用され、備蓄までされています。この**タミフル**による害も同様です。〇四年に、**タミフル**を一歳未満には使用しないでほしい、と販売している製薬会社が言いだしました。これはよほどのことがあるに違いないと思ったので、承認前の動物実験をみました。すると、人でいうと一歳未満に相当する赤ちゃんラット二四匹のうち一八匹が突然死している。しかも、呼吸が止まって死亡しているようだ。これは人間の赤ちゃんにも起こりうる。やっぱり危険で使えないな、と思って「薬のチェックは命のチェック」の記事や、医師向けの情報誌（ＴＩＰ）の論文を書いているところに、友人（小児科医の林敬次医師）が「こんな文献がありました」と、ある論文を紹介してくれました。

それには、大阪で〇二年から〇三年の冬に二歳から三歳の幼児六人が「新型脳症」で睡眠中に突然死したと報告されていました。そのうち四人は**タミフル**を飲んだ後で睡眠中に突然死していました。この四人の死因が**タミフル**である可能性が非常に高いということにすぐ思い至りました。

そのことも盛り込んでほとんど論文が仕上がったところに、インターネットの「カンガエルーネット」という掲示板に、「**タミフル**を飲んだ後で一四歳の息子がマンションの九階から落ちて命を落としました。関係があるでしょうか」と切実な疑問が投げかけられていることを、人づてに知りました。

突然死とマンションからの飛び降り。一見無関係なようですが、突然死は呼吸が止まったため。呼吸を止めて突然死の原因になる代表的薬剤は、けいれん止めや睡眠剤として使うバルビタール剤やベンゾジアゼピン剤、麻酔剤。これらの薬剤は用量によっては、逆説的な興奮、抑制が取れてせん妄状態になる、麻酔剤には幻覚が起きるものもある。そうなればマンションの九階から「飛び降りる」ということもありうる。身近な例では、アルコール。陽気になる人がいるかと思うと、泣いたり、興奮して暴れたりする人もいる。マンションの九階から落ちた、というこの中学生の例も**タミフル**と関係があるだろう——というような趣旨のことをカンガエルーネットに書き込みました。

事前の情報や関連ある情報を駆使し、関連の可能性を広く考えて総合的に判断する眼が必要です。ある程度、可能性を疑ってかからなければ真実は見えてこないのです。

数多い薬剤のすべての添付文書に眼を通して記憶しておくことは医師もできません。しかし、せめて、基本的な薬剤の性質を理解し、今までの自分の常識では判断できないことがあれば、薬剤を少しは疑って添付文書を読み返す、という作業は最低限必要なことでしょう。それをすることで、どれほど多くの被害を防ぐことができるか、どれほど多くの命を落とさずにすむだろうか、と考えざるをえません。いいえ、命とまでいわなくても、不要な副作用（害）から患者を守ることができます。

医師は薬を加える傾向にある

医師は起こった症状に対して「薬を抜く」という発想よりも、新たに薬を加えて抑えようとする傾向が強いといえます。もちろん、それで一時的には良くなることはありえますが、あくまで一時的です。私が経験した例を紹介します。

第一章でも触れたとおり、パーキンソン病の患者が使う抗パーキンソン剤はドーパミンの分泌を促すため、時に過剰となってせん妄が生じます。これに対して医師は抗パーキンソン剤を抜くという発想ではなく、統合失調症に使う**セレネース**のような薬剤を処方します。

セレネースにはドーパミンの作用を抑制する働きがあるため、パーキンソン症状が悪化します。それに対してさらに抗パーキンソン剤を増やし、それがせん妄を起こします。それに対してまた**セレネース**を……と、どんどん増やした状況で私が勤める病院に転院してきた患者さんがいました。

全部止めてごく少量の抗パーキンソン剤だけで様子をみたところ、だんだんと症状が治まってきました。総合的に考えると、この場合は症状を完全になくすのではなく、我慢できる程度に抑えるための少量の抗パーキンソン剤を使うことが深刻な事態に至らないための最適の処置ということになります。

転院前に治療を担当していたのは、大阪府内の大病院でした。小さな開業医でもどんな大病院でも、薬剤に対する正しい認識がなければ同じような処置を施しかねないということです。

特に睡眠剤、安定剤の特徴として、耐性を生じて依存性になりがちです。同じ量では効き目が悪くなり、同じ効き目を保つためにどんどん量を増やしていく。その間に依存症となって、摂取を中止すると離脱症状、ひどい場合は禁断症状が出て、暴力行為や犯罪行為に走ることになりかねません。

手元の薬をリストアップ

医者だからといって全面的に信用できるわけではありません。老年外来や神経内科、精神科などの専門家だからといって正確に診断できるとは限らないし、内科でもきちんとした医者なら、精神科領域の病気であっても、正しく診断するでしょう。では「うちのおばあちゃん、最近ちょっともの忘れがひどいんじゃないかな」と思う症状が出てきたら、どうすればいいのでしょうか。

日本の成人の約半分は血圧が高いとか糖尿病の可能性があるなどといわれて、何らかの慢性病で医者にかかっています。そこで、「もしかすると認知症の始まりかな？」と思ったときは、受診する前に、まず現在処方されている薬剤が何らかの害を及ぼしていないか疑ってほしいのです。

薬剤をなにか使用していないかをまずチェックします。飲み薬とは限りません。目薬、塗り薬、貼り薬いろいろあります。そして使用している薬剤があるなら、それをリストアップします。

その一般名と、どんな種類かを調べましょう。一般名が分からないときは薬剤師さんに尋ねましょう。これがはじめの一歩です。

せん妄を起こしやすい薬剤を巻末にリストで示しました。睡眠剤、安定剤、胃薬、降圧剤、**タミフル**などの抗ウイルス剤はせん妄を起こしやすい薬剤です。それから、インターフェロン、抗生物質、特に新しい強力な抗生物質**チエナム**は、常用量でも高齢者にせん妄を起こす場合があります。

抗生物質のなかには、注射でなくとも、せん妄を起こしやすい飲み薬もあります。クラリスロマイシン（**クラリス**、**クラリシッド**）や、三回飲めばよいとされているアジスロマイシン（**ジスロマック**）です。

せん妄を起こす可能性のある薬剤は、認知症の症状も悪化させます。だから、その種類を知っておくことは、大いに役立つはずです。必ず、自分（または家族）に処方されているすべての薬剤を尋ねて、リストで調べましょう。

止めてもいい薬かどうか

飲んでいる薬剤がどうもせん妄の原因かもしれないと分かったら、すぐに止めてもいいものかどうかを識別しなければいけません。「どうしても必要な薬」かどうかのチェックは必ずしも簡単ではありません。主治医が絶対必要と言っていても、私の評価ではすぐ止めてもよいものがかなりあります。

巻末のリスト1を見てください。中止したほうがよい薬剤でも、すぐに中止していいものと、長期間使用後に突然中止すると禁断症状（あるいは離脱症状）があって危険な場合もありますから、その見極めも必要です。睡眠剤や安定剤、抗うつ剤などがこれに相当します。もちろん、利益と害とのバランスを考慮して、治療に必要なら、それはやむをえません。

しかし、その場合も、治療のために、せん妄状態を我慢するしかないということではありません。せん妄が生じれば、それは元の病気の治療にも差し支えますから、害の少ない代わりの薬剤があるなら（減量に危険を伴いにくい薬剤がよい）、一旦変更したうえで、徐々に減量していき、中止にまでもっていきます。

変更できないときでも減量は必要です。そして、不要な薬剤は中止すること、必要な薬剤も必要最少量を使用することで、本当に治療に必要な薬剤の代謝が良くなるはずですから害も少なくできると思います（多数の薬剤の相互作用で阻害されていた代謝が単独使用により改善されることはしばしばみられます）。

最近は、効く目的がまったく異なる薬剤を組み合わせたものが登場してきました。降圧剤とコレステロール低下剤を組み合わせたものです。コレステロール低下剤は不要でも降圧剤は必要という場合は、どちらかを切るということが、自分の判断ではできなくなります。もっとも、両方とも不要なことは往々にしてありますが、それでも、別々に処方されている場合より、減らしにくいのは間違いありません。たいへん困ったことです。

自己点検（または家族による点検）の結果、患者が主治医に薬剤の中止や減量を提案しても、そのとおりに対応してくれるとは限りません。「何を素人が」と怒り出す医師がいることも容易に想像できます。

私はこれまで降圧剤やコレステロール低下剤の危険性を指摘する本を書いてきました。その内容に納得した読者が降圧剤の服用を止めようと、その本を示して主治医に相談したところ、「その著者は非常識だから」と取り合ってくれなかったそうです。これも大いにありうることです。

しかし、そうした場合も、すべて医師に任せきりにするのではなく、医師の意見を聞きながらも、処方された薬剤を自分で加減して、血圧値や症状の経過などを記録して医師に示してみてはどうでしょうか。私の知り合いの患者さんたちは「患者が医者を教育する」、それぐらいの気がまえで受診に臨んでいるそうです。

自己点検・自己防衛の姿勢で

患者によっては、すでに認知症と診断されて治療を受けている場合もあります。しかし、認知症を治療するために出される薬剤の中にも不要なものや、良くなるどころか悪化させているものもありますから要注意です。認知症と診断されて処方されている薬剤が、本当に必要かどうかを識別したのが巻末のリスト2です。

ここまでの流れをまとめてみましょう。

認知症とせん妄は異なる病気で、認知症と思っても、一時的なもの、つまりせん妄かもしれません。せん妄を引き起こす薬剤がないかを巻末リスト1でチェックします。すぐに止めてもいい薬は止める。徐々に止めることができる薬は徐々に止めます。

治療に必須の薬剤というのは、そうそうあるものではありません。本当に必要なのか、もう一度点検します。たいていは止めてもあまり影響はないし、止めたほうがいいことが多いのです。そして、どうしても必要な薬剤であったとしても、減量することを一度は考えたほうがよいと思います。仮に認知症であっても、その治療薬が本当に必要かどうかをリスト2でチェックします。

病院や医師に全面的に頼らず、「この薬がひょっとしたら?」と自分自身や家族が点検し、加減しながら自己防衛するという姿勢が重要です。

第五章

アリセプトを処方されたら

唯一の抗認知症剤?

認知症に見られる認知機能障害を改善する薬剤、あるいは認知症の発症を抑えたり予防したり、進行を遅くする薬剤は現在のところありません。

日本には認知症の症状を一時的に改善する可能性があるとして、厚生労働省が一九九九年に認可した薬剤があります。製薬会社エーザイが開発し、世界的な規模で販売されているドネペジル(**アリセプト**)です。

エーザイの資料(二〇〇六年一二月現在)によれば、日本では年間約三八万人のアルツハイマー病患者が服薬していると推測され、これは全アルツハイマー病患者の約三割に当たります。

第一章で、アルツハイマー型認知症の原因の一つとして、ベータアミロイドという異常タンパクの蓄積が考えられていることを述べました。さらに、アルツハイマー型認知症の脳では、認知や記憶をつかさどる神経の働きに不可欠な神経伝達物質アセチルコリンが減少していることが分かっています。アセチルコリンを供給する神経細胞に傷害が生じているのです。

これに対して、脳内のアセチルコリンの分解を抑制する薬剤（コリンエステラーゼ阻害剤）として開発されたのが**アリセプト**です。**アリセプト**のほかにも外国では、リバスチグミン（**エクセロン**）、ガランタミン（**レミニール**、**ラザダイン**）などが開発されていますが、日本では**アリセプト**が唯一、アルツハイマー型認知症に対して使用することが承認された薬剤です。

アリセプトはアルツハイマー病の症状を一時的に少しは軽くするといわれています。解説書の中には「大きな個人差はありますが、平均すると約一年の進行抑制は期待できると考えられます」「平均九か月、認知症の進行が遅くなる」と記しているものもあります。しかし、「進行が遅くなる」という表現は不正確で、過大評価です。

英国の著名な医学雑誌「ランセット」に〇四年に掲載されたある論文は、長期臨床試験の結果、**アリセプト**を服用する利点はまったくといってよいほどない、と示しています。プラセボと比較した臨床試験成績をみると、効果は非常にわずかで、意義のある機能改善や認知症の進行を遅らせる力はないとしています。そして、その認知機能に対するわずかな改善効果も服用を止めれば持続しないという結果でした。

進行を抑制するわけではない

日本で**アリセプト**の適応は軽度から中等度のアルツハイマー型認知症で承認され、その後、高度でも使用できることになりました。脳血管性認知症やレビー小体型認知症への使用は認められていません。添付文書には「アルツハイマー型認知症以外の認知症性疾患において本剤の有効性は確認されていない」との記載があります。

加えて「本剤がアルツハイマー型認知症の病態そのものの進行を抑制するという成績は得られていません」と明記されています。「進行を抑制する成績はない」ならば、いったいなんの役に立つのか。そうした疑問が生じるのは当然です。

つまり、こういうことです。目先の利益として病状の改善が少しはあるけれど、服用しているうちに、その効果は薄れ、急激に悪化が加速して、一〜二年で飲んでいない人と同じ程度になります。**アリセプト**を飲んでも、三年後には飲まない人と差はなくなるということになります。

たとえば、切実な問題として、遺産相続などの場合、とりあえず**アリセプト**で改善を試みて、その間にきちんと本人の意見を確認する、という場合には役立つかもしれません。

しかし、やがては**アリセプト**を飲んでいない人と同じ程度に認知症の症状が進む、ということです。当然、副作用（害）も考慮しておく必要があります。

アリセプトの副作用としては、吐き気や嘔吐、下痢が激しく、また、副交感神経（自律神経のひとつ。呼吸・消化・循環などを支配する）を緊張させますので、脈拍数の少ない（徐脈）傾向の人はそれがひどくなったり、失神を起こしたり、最もひどい場合には、心停止を起こし、突然死の原因にもなりえます。

脳血管性認知症に使うと死亡率を高める？

アリセプトの添付文書には次のようにあります。

外国において、NINDS-AIREN診断基準に合致した脳血管性認知症（本適応は国内未承認）と診断された患者を対象（アルツハイマー型認知症と診断された患者は除外）に6カ月間のプラセボ対照無作為二重盲検試験3試験が実施された。最初の試験の死亡率はドネペジル塩酸塩5㎎群1・0％（2／198例）、ドネペジル塩酸塩10㎎群2・4％（5／206例）及びプラセボ群3・5％（7／199例）であった。2番目の試験の死亡率はドネペジル塩酸塩5㎎群1・9％（4／208

例）、ドネペジル塩酸塩10㎎群1・4％（3／215例）及びプラセボ群0・5％（1／193例）であった。3番目の試験の死亡率はドネペジル塩酸塩5㎎群1・7％（11／640例）及びプラセボ群0％（0／326例）であり両群間に統計学的な有意差がみられた。なお、3試験を合わせた死亡率はドネペジル塩酸塩（5㎎及び10㎎）群1・7％、プラセボ群1・1％であったが、統計学的な有意差はなかった。

これはどう解釈すべきでしょうか。

アリセプトが五㎎群でも一〇㎎群でも、第一試験から第三試験まで、死亡率は一・〇〜二・四％の範囲にあり、これらを統計学的に検定しても意味のある差（統計学では「有意の差」という）はありません。

ところが、プラセボ群をみてみると、第二試験と第三試験では差がないのに、第一試験だけは、三・五％と死亡率が特別高いのです。プラセボ群はゼロから三・五％まで、たいへん幅広い差があり、統計学的な検定では、第三試験と第一試験では意味のある差がありました。第二試験と第一試験では意味のある差に近い違いがあり、両者を比較すると、少なくとも七倍程度の差があると推定できました。

つまり、一つめの臨床試験におけるプラセボ群の死亡率が異様に高いのです。半年足らずで一九九人中七人（三・五％）が死亡したということは、年率にすると一〇万人対七〇〇〇人となります。一般人口の死亡率は、人口一〇万人に対しほぼ七〇〇人から一〇〇〇人程度ですから、著しく高いことが分かります。

そこで、統計学的な検討でよく行われるように、特別かけ離れた試験結果を除いて解析してみましょう。第二試験と第三試験だけで総合解析すると、**アリセプト**を脳血管性認知症に用いると、死亡率が四倍になるという結果になりました。

パーキンソン症状を悪化させる

アリセプトはレビー小体型認知症への使用は認められていません。ただし、レビー小体型認知症に対する治療薬剤としては、従来の抗精神病剤（神経遮断剤）や、非定型抗精神病剤に比べると害が少ないかもしれないと考えられ、最も安全な薬剤ではないかとの意見もみられるようになってきています（英国安全性委員会が引用したガイドライン）。

「未承認ではあるが、実際には**アリセプト**はレビー小体型認知症に効く」という意見を多くの認知症の解説書などで見受けます。また実際に多くの病院で**アリセプト**がレビー小体型認知症に処方され、その副作用のために暴れ出したり歩けなくなったりすることが全国で起きているようです。暴れ出したり歩けなくなったりするのはどうしてでしょうか。

日本はもちろん、欧米の主要な国でレビー小体型認知症の治療薬として**アリセプト**を承認しているところはいまだどこもありません。規制当局は承認しない理由を明らかにはしていませんが、次のようなことが考えられます。

アセチルコリンは、脳内の神経伝達物質の一つとして非常に重要な役割を持っているため、不足すると認知症が起きますが、多すぎると興奮したりせん妄状態が出ます。また、アセチルコリンの拮抗剤がパーキンソン病の治療に用いられるように、アセチルコリンが多くなりすぎるとパーキンソン症状が出現する危険性もあります。

脳以外では、骨格筋を動かし、副交感神経が刺激されたのと同様に消化管や血管、心臓に対して作用します。

したがって、暴れ出す、というのは、脳内のアセチルコリンが多くなりすぎて、興奮し、せん妄状態になるからでしょう。また、歩けなくなったりするのは、**アリセプト**がパーキンソン症状を誘発したり悪化させたりするからと考えられます。

専門家は論文などでこのことを否定することが多いのですが、本当はどうなのか、考えてみましょう。

まず、レビー小体は、それがたまる神経細胞の場所によっては、認知症だけでなく、パーキンソン病を起こす原因にもなります。したがって、認知症だけが目立つ状態で発見されたとしても、潜在的にパーキンソン病の発症一歩手前の状態になっている可能性があります。パーキンソン病の治療にアセチルコリンの働きを抑える抗コリン剤系の薬剤を使うのは、神経伝達物質ドーパミンの欠乏によってアセチルコリンの働きが相対的に強くなっているからです。

アリセプトは、抗コリン作用のある薬剤と逆の作用を持っているので、潜在的なパーキンソン病の状態にある人に使われると、症状が顕在化する恐れがあるのです。また、すでにレビー小体型認知症とパーキンソン病を合併している人ではパーキンソン症状が悪化することになるのです。

現に、**アリセプト**の添付文書にある「使用上の注意」には「錐体外路障害（パーキンソン病、パーキンソン症候群等）のある患者〔線条体のコリン系神経を亢進することにより、症状を誘発又は増悪する可能性がある。〕」として「慎重投与」を指示しています。

実際、**アリセプト**を使った人で、パーキンソン症状が見過ごされ悪化して、悪性症候群

（全身の筋肉が強く収縮し続けて高熱になり筋肉が融解する病気）による横紋筋融解症で死亡した例が報告されています。厚生労働省の調査で一九九九年の発売以降、服用した八人に骨格筋の細胞が壊れる横紋筋融解症がみられ、うちアルツハイマー病の七〇歳代男性一人が死亡しました。

アリセプトを使うと、パーキンソン症状が起きて、思うように動くことができなくなりじっとしてしまいますが、筋肉を興奮させ収縮させる作用があるので、強く収縮し続け、発熱を起こしたり（この状態を悪性症候群という）、横紋筋が壊れてしまう（この状態を横紋筋融解症という）ことになります。

アリセプトを服用中に、筋肉痛や脱力感、褐色尿やピンクから赤色の尿が見られる場合には横紋筋の融解など重大な副作用が考えられます。横紋筋融解症をそのまま放置すると、急性腎不全に進んで致死的な経過をたどる可能性もあるので、十分な注意が必要です。

さらに、**アリセプト**には、吐き気や下痢をはじめ副交感神経に伴うさまざまな害反応（副作用）があります。胃潰瘍や喘息、脈が遅い人、パーキンソン病やその傾向のある人は症状が悪化する危険性があるので、服用しないほうがいいでしょう。

特に高齢者になるほど、心臓の刺激の伝導がうまくいかず、脈が遅くなりがちになりますが、極端に遅くなると、何秒か心臓が止まってしまうことがあります。一〇秒以上心臓が止まると、一瞬足がガクンとなったり、意識が遠のいたり、持っているものを落としたりします。もっとひどくなると、けいれんを起こし、最悪の場合は心停止を起こし、突然死の原因になります。

アリセプト使用をめぐる海外の動き

アリセプトは世界各国で承認され発売されていますが、欧米のいくつかの国は、国営医療、あるいは保険で使える薬剤とするかどうかについてはまた別で、厳しい審査をして使用を制限している場合があります。その際、患者団体や医師から使用を求める動きがありますが、製薬企業との結びつきが問題になっています。日本とはやや事情が異なるこうした海外の状況についてみてみましょう。

あらゆる医療技術を科学的証拠で検証した結果をデータベース化したコクラン・ライブラリーを、みてみましょう。コクラン共同計画の分析結果も絶対というわけではなく、やや分析が甘い面も否めませんが、それでも、日本のガイドラインなどに比べてはるかにきちんとしています。

アルツハイマー型認知症に対する**アリセプト**の効果については、軽度・中等度・高度のアルツハイマー型認知症を対象としたメタ解析の結果が〇九年改訂版として出ています。メタ解析とは、同じ目的の複数の研究結果を総合的に評価する統計学的な方法です。一回の臨床試験や疫学調査だけでは「有効」あるいは「危険」といえないことがしばしばあります。また、複数の研究の結論が異なるため、評価が難しいことがあります。より真実に近いデータを求めるためには、関連のある研究を総当たり調査して得られた質のよい研究のみをメタ解析して総合評価をします。この〇九年改訂版で著者は結論として、「**アリセプト**は、臨床試験から得られた一定の症状改善効果が認められるものの、その治療効果は小さく、実地臨床での有用性は必ずしも明らかでないことから、その有効性に関しては引き続き議論の対象となっている」としています。

また、まだアルツハイマー型認知症とまでは診断できない程度の軽度の認知障害に対する効果をみたメタ解析結果では、「軽度の認知障害に対して**アリセプト**の使用を妥当とする科学的根拠はない」としています。

アリセプトに公費支出はしない

各国の規制当局の見解も分かれています。

米国食品医薬品局は〇六年一〇月、**アリセプト**の「高度アルツハイマー型認知症」への効能追加を承認しました。しかし、欧州医薬品庁（ＥＭＥＡ）は、同様の効能追加申請に対し、日常生活における動作の改善について科学的証拠が不十分であるとして、さらなるデータの提出を求めました。

エーザイは、〇七年四月に「高度アルツハイマー型痴呆（認知症）の欧州での適応追加申請を、いったん取り下げることにしました。今後、再申請について、当局と相談のうえ検討を進めていきます」と、自らのホームページで公表しました。しかし、その後〇九年に米国でさらに高用量の製剤の申請をしたことを公表していますが、欧州での再申請をしたとは発表していないので、再申請はまだしていないということでしょう。

カナダのブリティッシュコロンビア州と英国では、**アリセプト**の使用に対する公費支出を厳しく制限しています。この動きを具体的にみてみましょう。

ブリティッシュコロンビア州には、ファーマ・ケアと呼ばれる医薬品給付制度があり、この財源には税金が充てられています。九〇年代以降の医療費の高騰と信頼性の高い情報が得がたいことから、大学の研究者や家庭医による「治療発案チーム Therapeutic Initiative」を結成し、「実際的成果」の証明が「科学的証拠に基づく医療（EBM）」の原則に照らして得られている治療法に対しては、公的医療費でカバーすることとしました。五年間の研究期間の後、九五年からその原則が適用され、運用が開始されました。

アリセプトやその類似薬が承認された当初、その原則が適用され、それまでに報告されたランダム化比較試験の成績が検討されました。その結果、認知度スケール七〇点のうち三点改善することが、日常生活における動作改善や、施設入所を遅らせるなどの具体的な臨床成果に結びついておらず、プラセボ群より害作用が多く、害作用のために中止に至る人も多い、としました。そして、治療による利益が害を上回るとの証拠が得られていないと結論付けたのです。その結果に基づき、ブリティッシュコロンビア州政府は、カナダの他の州とは異なり、**アリセプト**には公的給付をしないと決定しました。

これに対し、一部の臨床医や患者家族、患者団体「ブリティッシュコロンビア・アルツハイマー協会」は、多数を平均すれば医薬品の効果は小さくみえるが、よく効く人が中にはいること、悲惨なアルツハイマー病に効く薬剤がほかにはないという点を挙げ、異議を唱えました。

州当局は、これを受け、「個々の患者の効果」を正確に評価するための方法として、一人単位での二重遮蔽試験を提案しました。これは、医師にも患者（家族）にも**アリセプト**なのかプラセボなのかを分からないようにしておき、それぞれを一定の期間ずつ使用して効果をみる方法です。一定の基準を設けておいて、プラセボ使用時よりも**アリセプト**使用時に良い成果が得られたと判定できる場合には、薬剤費を公費でまかなうことにするわけです。極めて公平な方法と考えられますが、この方法に対して、メーカーと臨床医の支持が得られなかったために、実施に至りませんでした。

その後、〇四年六月には、英国が公的資金で実施した長期二重遮蔽試験の結果が公表され、**アリセプト**は「施設入所」「障害」「医療費低減」に効果を示さないことが判明したため、**アリセプト**とその類似薬へのブリティッシュコロンビア州の非給付状態は継続しています。

行政と患者団体のせめぎ合い

英国では、薬剤は一定の基準を満たしていれば、国として販売が許可されます。しかし、それを国営医療制度（ＮＨＳ）で公費給付の対象とするかどうかはまた別の基準によるのです。薬剤や手術などの医療技術を公費給付の対象とすべきかどうかの評価・決定は、英国国立医療技術評価研究所（NICE）というところが実施しています。

アリセプトとその類似薬に対するNICEの評価は、かなり変化しています。〇一年にNICEが出した初期のガイダンスでは、軽度ないし中等度のアルツハイマー病に用いることができるとしていました。

しかし、NHSが公的資金で実施した前述の試験結果（〇四年公表）を踏まえ、費用にくらべて成果が少ないとして、〇五年三月には全面的な使用禁止が提案されました。しかしながら、その後の〇六年一月には、中等度アルツハイマー病の患者に限定して使用するとの再提案を行いました。

限定使用とはいえ、全面禁止から中等度のアルツハイマー病への使用をNICEが再提案した背景には、患者団体による激しい反発と、医師や製薬企業などからの強い圧力があったことが指摘されています。

アルツハイマー病治療のためのガイドラインを作成することになり、〇六年七月にNICEが開催した公聴会では、使用制限に反対している患者団体の陳述がありました。同年NICEはこれらの反対意見を棄却すると発表し、中等度のアルツハイマー病の患者に限定した使用内容でガイドラインが確定されました。

エーザイは海外での**アリセプト**の販売を提携しているファイザー社のバックアップのもと、使用制限の撤回を求めて同年一一月、英国最高裁判所に提訴しました。

国際アルツハイマー病協会は使用制限に対する抗議声明を出すとともに、製薬企業の提訴を歓迎し、使用制限の撤回を求めるための英国最高裁判所への提訴は見送りましたが、その後も抗議運動を展開しています。

〇七年八月、最高裁は、有効性や経済面から中等度のアルツハイマー型認知症に限定するとのＮＩＣＥの方針は適切であるが、障害者・人種差別関連法違反がある（これらの人に利用し難い）と評決しました。国際アルツハイマー病協会はこれを受け、提訴はしないが、キャンペーンの継続を誓うという声明を発表しています。

これまでＮＩＣＥによるガイダンスの内容が法的手段に訴えられたのは初めてのことでしたが、基本的には裁判で支持され、現在もその決定が継続しています。

患者団体と製薬企業の利益相反

フランスで、新薬の薬剤費の償還基準について評価を行う透明性委員会は〇七年、**アリセプト**、ガランタミン（日本では未発売）、リバスチグミン（日本では未発売）の三つのコリン作動剤系薬剤とメマンチンなど四種類のアルツハイマー型認知症用薬剤の再評価を実施。〇七年までは、「主要薬剤（Major）」に分類していたそれらのランクを「非主要薬剤（Minor）」に下げました。理由は「疾病そのものの進行抑制については確立されていない」というものでした。

「利益相反」という言葉を聞いたことがある人もいるでしょう。英語ではconflict of interest、しばしばＣＩと略されます。interestは「利益」、conflictは「衝突」とか「争い」という意味です。誰と誰の利益が衝突するのかというと、公共・公衆の利益と、個人の利益（利害）が衝突するのです。この場合の個人とは主に研究者・専門家です。個人の利害は、主に金銭的な利害ですが、広くは地位、立場、知的な利害（自説の一貫性など）もかかわってきます。

つまり、「利益相反」とは、公共・公衆の利害と個人の利害が相反する場合には、公共・公衆の利益にそって判断しなければならないのに、個人の利害を優先させるために歪められること、あるいはその可能性のある状況をいいます。

製薬企業に大きな経済的利益をもたらす新薬の場合、その評価には、利益相反が単に影響を及ぼす可能性があるというにとどまらず、実際に重大な影響を及ぼしています。

日本で本格的な利益相反の議論が起きるようになったのは、抗インフルエンザ剤**タミフル**がきっかけです。異常行動との関係を検討する調査の責任者であった専門家（大学小児科教授）が、**タミフル**のメーカーである中外製薬から多額の寄付金を受けていたのです。

この利益相反の根の深さは、公共・公衆の利益と衝突する個人が研究者や専門家だけにとどまらないということです。つまり、患者や患者団体、行政（官僚）、政治家、マスメディアなども含まれるからです。政治家は献金を受け、官僚は天下り先には甘くなり、新薬の承認審査にあたる独立行政法人の運営には企業が支払う多額の審査料が充てられています。マスメディアは製薬企業からの広告費が大きな収入源になっています。それらの影響は少なくありません。

利益相反の傾向は世界的に強まっていますが、**アリセプト**をめぐる動きも例外ではないようです。

たとえば、患者団体の国際アルツハイマー病協会と、**アリセプト**を英国で販売するファイザー社との金銭的関係が指摘されています。国際アルツハイマー病協会のウェブサイト上で、協会が公表しているのですが、〇二～〇四年の二年間に六万八〇〇〇ポンド（当時の円換算で一三六〇万円）の資金援助を製薬企業から得ており、そのなかにファイザー社の名前が入っているということです。製薬企業からの援助が総収入に占める割合は〇・一％と比較的少なく、英国のなかでも患者団体と製薬企業との関係を公表している団体はまだ少ないなかで、アルツハイマー病協会はむしろ情報公開が進んでいるといえます。

しかし、使用制限反対のための活動は、行政に対してだけでなく、マスメディアや国民の印象を大きく左右します。活動の結果がファイザー社の利益に直結するため、企業からの資金導入による利益相反が存在することは否定できないでしょう。額そのものも、決して少なくはありません。

日本の社団法人「認知症の人と家族の会」は、国際組織である国際アルツハイマー病協会（本部は英国）に加盟しており、日本支部を兼ねています。同会の〇二年度決算書によれば、**アリセプト**を販売するエーザイから八五〇万円、その他の分も合わせると合計約一五〇〇万円の寄付金を受けており、全収入におけるエーザイからと、全寄付金の比率はそれぞれ九・二％、一六・四％にのぼります（これは全国組織の収入のみ）。この会のホームページで公開されている情報によると、〇八年度の全国組織と支部組織の総収入は約二・二億円、そのうち寄付金収入は二四八〇万円（一一・三％）、補助金収入が八六三〇万円(三九・二%)でした。

英国の例からも分かるように、新薬の承認や使用制限に際して、患者団体は非常に大きな影響力を持っていますが、企業との利害関係に関する情報開示をしている団体はむしろまれといってよい状態です。

患者団体の独立性を保つためには、本当は企業からの寄付金に頼らない会の運営が望ましいと思いますが、少なくとも会としての利益相反に関する方針の明確化と情報公開の強化は不可欠でしょう(ちなみにNPO法人医薬ビジランスセンター〈薬のチェック〉は製薬企業や国からの援助を一切受けていないので、薬剤に対して本当のことを遠慮なく言うことができます)。

アリセプトをめぐる承認に、海外では製薬企業や患者団体の利害が大きくかかわっています。日本では、**アリセプト**の保険適用は「アルツハイマー型認知症における認知症症状の進行抑制」であり、軽度から高度のアルツハイマー型認知症に対する適用が承認されています。欧米で承認されている他の薬剤(二つのコリン作動剤とメマンチン)は承認されていませんが、「認知症の人と家族の会」の要望は、介護に関することが中心で、認知症用の薬剤の早期承認や、より広い適用を求めて国に働きかける要望や行動などは、行われていないようです。

ホームページには、治験中の薬剤についてのリストと簡単な解説があり（http://www.alzheimer.or.jp/jp/index.html）、その評価は甘いと言わざるをえませんが、「ぼけについての理解を深める」とするいくつかの解説は、アルツハイマー型認知症の人や家族の方々にはたいへん役立つ情報だと思います（http://www.alzheimer.or.jp/jp/kaigo/kaigosyanotame/rikaiwohukameru.htm）。

なお**アリセプト**をめぐる海外の動き（一四七―一五八頁）については、「薬のチェックは命のチェック」第二七号、四八〜五三頁、〇七年七月の寺岡章雄さんの記事（**アリセプト**の海外における評価）を参考に、その後の情報等を加味し、筆者の考えに基づいて書き直したものです。

認知症と診断されたらアリセプトに要注意

このような状況のなかで、アルツハイマー型でなくとも認知症というだけで、たいていの医者が**アリセプト**を処方するのが、日本の医療の現状です。では、認知症と診断され、医師に**アリセプト**を処方された場合、患者や家族はどのような対応策をとればよいでしょうか。箇条書きにしました。

まず、認知症と診断されたときです。次の点に気をつけましょう。

1 せん妄の原因になる病気や薬剤について調べているか、診断を求めましょう。
2 周囲との接し方やストレスなどを点検し、問題が見つかったら見直しましょう。
3 飲酒量が過ぎている場合は飲酒をやめましょう。
4 薬剤を巻末のリスト2を参考にして徹底的にチェックしましょう（処方薬剤だけでなく市販薬、漢方、サプリメントも含めて）。
5 その他、食事のバランス、運動、睡眠時間など、身の回りのことも含めて、念のためにもう一度チェックしましょう。

そして、認知症だとしたら、どの型なのかを必ず確認します。

1 アルツハイマー型かそうでないかを医師に確認しましょう。検査結果などを見せてもらって説明をしてもらい、少なくとも血管障害がないことを確認しましょう。

2 アルツハイマー型と確定診断されても、納得できなければセカンドオピニオンを求めましょう。

3 アルツハイマー型でも簡単には**アリセプト**を使わず、適度な運動、グループ活動、周囲が接し方を工夫するなど、薬剤以外にできることはないかを考えましょう。

4 アルツハイマー型ではないのに**アリセプト**の処方が出たら、断る勇気を持ちましょう。

5 アルツハイマー型に**アリセプト**が処方された場合でも、過度の期待は禁物です。最低量から使用し、徹底的に副作用症状をチェックし、少しでもおかしいと思ったら中止しましょう。

6 レビー小体型に**アリセプト**が処方されたら、現在は未承認なので断る勇気を持ちましょう。仮に納得しての使用でも期待は禁物です。最低量から使用し、徹底的にパーキンソン症状の出現や悪化をチェックし、少しでもおかしいと思ったら中止することです。

ほかにも害のある薬が多い

アリセプト以外にも、認知症の治療薬剤とされていながら害のある薬剤（本当は薬とはいえないもの）が少なからずあります。以前、血管拡張剤や神経刺激剤が、脳循環改善剤や脳代謝改善剤と称して販売されていました。

最も多かった一九九七年ごろには全部で三八種類もありましたが、一九九八年から順次再評価の結果、無効とされ、六種類を残して市場から次々と消えてなくなりました。それらに代わって華々しく登場したのが**アリセプト**でした。

以下に、**アリセプト**以外の「治療薬剤」を簡単に評価しておきます。薬剤はだいたい効用ばかりがアピールされがちです。もちろん適切に使えば効能を発揮しますが、間違って使用すると害のほうが大きくなります。警鐘を鳴らす意味でも、ここでは各薬剤が持つ危険性に重点を置いて指摘します。

〈血管拡張剤〉

この薬によって拡張するのは詰まっていない健康な血管だけで、脳梗塞などで詰まった血管が拡張するわけではありません。

〈神経刺激剤〉

不安定な神経を安定させることはできません。脳血管性認知症やアルツハイマー型認知症では意欲が低下していることが多いのですが、脳の働きを調整している神経の働きがそもそも低下しているために、神経を少し刺激すれば異常な興奮を起こす可能性があります。また、興奮を鎮める作用のある物質は抑制しすぎる可能性があり、いずれにしてもちょうどよい具合に安定させるのはなかなか難しいのです。

ダメージを受けた神経は、働きは鈍いけれど過敏気味なので、害反応も起きやすくなります。新薬として開発途中で害作用がはっきりして開発中止となったものもあります。それは、なんと覚せい剤であるアンフェタミンにそっくりの作用を有し、治験中に心筋梗塞を起こした人が出たのです。

〈神経遮断剤〉

統合失調症用の強力安定剤は、統合失調症の際の幻覚や妄想などの精神症状のコントロールに用います。認知症による興奮状態やせん妄状態、幻覚などにも効くのではないかとの期待から、保険適用は認められていないのに、医師の判断でよく用いられています。適応外の使用です。

ハロペリドール（従来型の神経遮断剤）やリスペリドン（非定型抗精神病剤）などがよく処方されます。これらの薬剤は、もともと統合失調症用の薬剤で副作用も多いのですが、幻覚や徘徊、興奮が激しい場合には、何とかしようとしてやむをえず処方されることもあります。しかし、実際には安易に使用され、かえってその害に患者も医療者も悩まされていることのほうが多いと思われます。

認知症用に開発されていて中止となった薬剤はアンフェタミンにそっくりでしたが、アンフェタミンとハロペリドールとでは全く逆の作用があります。まったく逆のものがどちらも認知症に用いられる（ことが試される）ということ自体、認知症の治療の方向性がまるで定まっていないことを示しているといえるでしょう。

適応が認められているこの系統の薬剤としては、チオリダジン（**メレリル**）と、**ベゲタミンA**および**B**（神経遮断剤クロルプロマジンと抗パーキンソン剤プロメタジン、およびフェノバルビタールの複合剤）、チアプリド（**グラマリール**など）ですが、基本的にはパーキンソン症状などハロペリドールと同様の副作用があります。

幻覚（幻視）症状の出やすいレビー小体型認知症の場合には、神経遮断剤が処方されやすいのですが、パーキンソン症状を非常に起こしやすく、それに気づかずに悪化すると、ひどい場合には全身が硬直して発熱する悪性症候群となり、死亡することすらあります。

日本では脳卒中への規制がない抗精神病剤

〈非定型抗精神病剤〉

リスペリドン（**リスパダール**）、クエチアピン（**セロクエル**）、オランザピン（**ジプレキサ**）などがあります。パーキンソン症状など錐体外路症状の副作用が起きることは、従来型抗精神病剤（神経遮断剤）に比べると全体としてはやや少ないのですが、個人差が大きいために、人によっては逆に起こしやすい人もいます。

さらに、リスペリドンの臨床試験を総合解析した結果、脳卒中（特に脳梗塞）を三・三倍起こしやすくなることが分かりました。

〇二年、カナダ政府との協議でメーカー（ヤンセン）は「リスペリドンを老人の認知症に使用するときは脳卒中の危険が高いことを医師は認識し、患者・家族に伝えることが必要」という警告を発し、その後、米国、英国でも脳卒中に関する警告が出されました。

〇四年の英国政府の分析結果では、リスペリドンはプラセボ群に比較して脳卒中の危険が三倍超高まる、年間六人に一人が余分に脳血管障害になると計算されました。英国のガイドラインでは、急性精神病のような興奮状態に、緊急避難的に抗精神病剤を使用することまでは否定していませんが、脳卒中の既往歴や危険因子を十分考慮すべきで、少なくとも徘徊などの行動に対する使用は利益よりも害が上回るので、使用中の人も見直すよう勧告しています。

日本ではまったく規制されていませんが、医師や家族は英国のガイドラインを参考に適切に対処すべきでしょう。

〈スルピリド（ドグマチールなど）〉

基本的には神経遮断剤と同じ作用があります。抗うつ剤としての効果があるとされて、うつ傾向のある認知症にしばしば使われています。適応は承認されていますが、科学的根拠があるとは考えられません。

しかし、これらの薬剤のために、パーキンソン症状が起きて体の動きが悪くなっても、もともとの認知症が悪化したのだと間違われて、そのまま薬剤の使用が続けられている場合が数多くみられます。はっきりとしたパーキンソン症状ではなく、単なる肩こりなどと間違えられている場合もあります。ごく初期なら中止すれば元に戻りますが、パーキンソ

ン症状が長く続くと、中止しても戻らなくなることすらありますから、かなり注意が必要です

「新薬候補」トラミプロセートは有効性示せず

現在、認知症に有効な治療薬や予防薬がないだけに、その登場が待ち望まれています。そのため新薬開発のニュースのたびに、医師や患者家族らの期待が集まります。華々しく登場しながら、それほどの効果がなかったり新たな副作用が報告されたりして市場から姿を消していった薬剤は少なくありません。**アリセプト**も売り出し当初はホームページで「画期的な治療薬開発！」と宣伝していました。

アリセプト以降では、たとえば、NHKが認知症の特集番組（〇六年一二月放送）で取り上げた「新薬」トラミプロセートは視聴者の大きな反響を呼びました。臨床試験に参加した当時八六歳の米国人女性がトラミプロセートを飲み始めた四年前からアルツハイマー病の進行が止まっていると紹介されたのです。

アリセプトをはじめとする従来の抗アルツハイマー病剤が、症状の進行を一時的に改善する対症療法的な薬剤だったのに対し、カナダで開発中であったトラミプロセートは、ア

ルツハイマー病の原因に直接働きかけるという触れ込みでした。

異常タンパクであるベータアミロイドは、水に溶けている状態（可溶性ベータアミロイド）では脳の神経細胞には傷害を与えず、固体となって細胞内に蓄積することで傷害作用が出てくると考えられています。そこでトラミプロセートは、溶解している状態のベータアミロイドに結びつくことで神経細胞に蓄積するのを防止し、また、脳内に入って蓄積しているベータアミロイドを溶解することで老人斑ができるのを遅らせ、減少させることが期待できるというのです。

臨床試験でアルツハイマー病初期の患者の七割で進行が止まり、重大な副作用も報告されなかったと、番組で放送されました。

しかしその後、北米において一〇〇〇人余りを対象に実施された第III相試験（プラセボ群、一〇〇mg群、一五〇mg群を用いて効果と安全性を確認するために実施した最終試験）の結果が〇七年一一月に公表されました。この試験では、症状改善効果を二つの指標で測定し、もう一つは、ＭＲＩで脳（海馬）の萎縮程度を比較しました。しかし三つの指標のどれを用いても有効性を証明することができませんでした。

ワクチン療法の危険な実験結果

つぎに、研究者や製薬企業がアルツハイマー病治療に対して期待を寄せて第II相の臨床試験（認知症の人を対象にした初期の比較試験）まで実施したものにワクチン療法があります。アルツハイマー病で蓄積するベータアミロイドの一種であるAβ42を抗原として患者に注射して抗体を作らせるというものです。

病原体の一部を抗原として注射して抗体を作らせる方法を「能動免疫療法」といいますが、この方法もその一種といえます。この方法は、ベータアミロイドを蓄積しやすいマウスモデルの実験が根拠になっています。

動物でベータアミロイドの蓄積を防止し、すでに蓄積しているベータアミロイドを溶解することが認められたことから、人でも効果があるのではないかと考えられて、第I相試験が実施されました。そして少数の人では特別問題がなかったとして、第II相臨床試験が実施されることになったとされています。

二〇〇一年、アイルランドに本社のあるエラン社は、アルツハイマー病の患者を対象に、この能動免疫療法の第II相試験を実施しましたが、ワクチン群で髄膜脳炎が多発したため試験は中止となりました。七四人のプラセボ群患者はだれも髄膜脳炎を発症しませんでしたが、ワクチンを使用された約二九八人中一八人（六％）が髄膜脳炎を発症したのです。統計学的にみても有意でしたから、治験は中止されました。自己免疫が誘発された可能性などが指摘されています。

この治験に参加し、その後亡くなられた人を解剖したところ、ベータアミロイドの蓄積は確かに少なかったのですが、認知症の症状は重篤でした。害作用があるうえに、効果もないと結論付けられたのです。

この試験はその後実施されていませんから、能動免疫療法は危険であるとの認識が定着したものと思われます。

"最先端"治療法は危険がいっぱい

その後は、もう一つの免疫療法である「受動免疫療法」（抗体を注射する方法）に切り替えて開発が進められ、日本でも治験が開始されています。しかし、こちらも危険という評価がほぼ確定しているとみてよいでしょう。

代表的なものはバピヌズマブ（bapineuzumab）です。

海外で実施された第II相試験では、約一年半後（七八週後）の認知症状の改善は対照群

（プラセボ）と比較して統計学的な差が認められませんでした。報告者は「部分的な解析では改善した」と主張していますが、これは本当の意味の改善とはいえません。

一方、害作用として脳内の血管性浮腫がほぼ一〇人に一人（一二二人中一二人）に生じ、用量が多いほど多かったのです（プラセボ群では一〇七人中ゼロ）。死亡した人は、プラセボ群にはまったくいなかったのですが、バピヌズマブ群では四人が死亡しました。死因はアルツハイマー病の進行が二人（試験期間内と終了後に一人ずつ）、腎不全の進行、大動脈解離後の肺炎が一人ずつであったと報告されています。

感染症に対する受動免疫療法でも種々の問題が生じています。敗血症では腫瘍壊死因子（TNF‐α）が出すぎているからとの理由で、その働きを弱める抗体を用いた臨床試験を実施したところ、死亡率がかえって増加しました。腫瘍壊死因子は、敗血症の原因としての細菌を攻撃するために必要に迫られて体が出しているものです。その働きを弱めるため感染に弱くなるので、死亡率の増加は当然なのですが、本当に無駄な試験をしているものだと思います。

ベータアミロイドは老化現象の一種として体内に蓄積する物質です。おそらく、これは複雑な代謝状態の違いの結果として蓄積しているのであって、ベータアミロイドが原因で細胞が壊死するというのではないでしょう。したがって、抗体を被せて働きを抑えたところで神経細胞の変性や壊死が防止できるとは到底考えられません。逆に、抗体がくっつくことでベータアミロイドがさらに異物としての性質を強め、体に悪影響を及ぼす可能性があります。

バピヌズマブを用いても認知症は改善せず、脳内の血管性浮腫がほぼ一〇人に一人の割合で生じ、死亡も多かったというのは、まさしくこうした悪影響の結果と考えられます。

アクトス（ピオグリタゾン）という糖尿病用の経口剤があります（NPO法人医薬ビジランスセンターでは糖尿病にも「使ってはいけない」に分類しています）。その仲間で、日本では発売されていないロシグリタゾンというものがありますが、これがアルツハイマー病の進行を防止するのではないかと考えられて比較試験が海外で実施されました。その結果は、やはり認知症の進行を防止せず、害作用だけが多く認められました。特に、糖尿病の人に使うとむくみが生じ、心不全が起きたり悪化したりすることがはっきりしています。臨床試験では、二六六人中、二人が心不全を発症して、うち一人は死亡しました。担当した研究者は「心不全の発症・増悪は無関係」としていますが、明瞭に関係のある害反応です。この系統の物質は、むくみや心不全のほか、動物実験や臨床試験から、骨軟化症や肺出血、発がんの危険性も心配されています。

パーキンソン病の治療剤にアマンタジンという薬剤があります（A型インフルエンザへの使用も認められてはいますが、耐性があり害も大きいものです）。この薬剤に似たものにメマンチンというものがあり、アルツハイマー型認知症に対して欧米ではすでに承認され、日本でも治験が実施されています。

しかし、これは、フェンシクリジン（PCPあるいはエンジェルダストとも呼ばれる催幻覚剤）やケタミン（麻酔剤）の仲間で、NMDA阻害剤という部類の物質です。たいへん幻覚を起こしやすいものです。

パーキンソン病にアマンタジンを使うとよく幻覚を起こすことは知られていますし、フェンシクリジンやケタミンは実験動物に統合失調症様の病気を作るために用いられる物質です。記憶や認知に重要なドーパミンを増やしますが、過剰になると興奮状態に陥ることが理論的に予想され、すでに報告もされています。

このほかにも、「アルツハイマー病の女性にエストロゲンを与えると進行防止に有効だった」「非ステロイド系の抗炎症薬が老人斑を防ぐのではないかとの研究がある」「ニコチンを貼付すると短期的に痴呆が改善したとの報告がある」「ビタミンB_{12}が認知機能の改善に役立ち、ビタミンEが予防に役立つ」などと、さまざまな治療や予防薬剤の可能性が語られますが、いずれも長期的な利益につながるとの根拠はありません。

生命や健康にかかわることです。製薬会社やマスメディアの情報に踊らされず、無効で危険の可能性を考え、慎重な姿勢で臨んでいただきたいと思います。

第六章 それで予防できるか

悪化や急速な進行を防ぐために

いったん認知症になってしまったら、残念ながら元に戻ることはありません。ただし、くどいようですが、せん妄を起こす薬剤が使われていないかどうかをくれぐれも確認してください。そのうえで、本当に認知症かどうかの診断をしてもらってください。そして、本当に認知症であった場合は、です。

本当に認知症であった場合は、せめて悪化させない、急速に進行させないようにすることが大事です。なかでも悪化させるような薬剤は決して使わないことです。

悪化や急速な進行を防ぐため、認知症の人と接するときには「だめ」とか「やめて」「おかしいんじゃない？」「間違っているよ」といった、行動を制止したり、否定したりするような言葉を使わないように心がけてください。

というのは、ごく初期から自分がおかしいと気づいている人もいるし、自分はどこもおかしくないと思っている人もいます。認知症が相当進んでいる場合でも、本人自身、自分がおかしくなっていることを知っている場合が多いのです。

そんなとき、あれもだめ、これもだめ、あなたは認知症なんだから、ぼけているんだから、などと否定的な言葉で制すれば、本人は間違ってはいけないと思って、いろいろなことに消極的になります。

あるいは自分の犯した間違いのつじつまを合わせるために作り話をしたり、その場限りの取り繕いをしたりして、さらにおかしな行動を起こしかねません。そういうところに、また間違った、だからだめと言ったのに、などと非難すると、うつ状態になったり、怒りっぽくなったりします。

その人の持って生まれた神経の状態と、二歳ごろまでの栄養や環境、数十年の生活習慣のなかで行き着いた老化現象と考えてください。それを今さら逆戻りさせるのは非常に難しいのです。

効果を謳う薬剤や食品に惑わされるな

アルツハイマー型認知症の症状を軽くするといわれる**アリセプト**を使用したとしても、最終的に病気そのものの進行を遅らせることはできません。場合によっては、強い副作用で患者本人にも介護する人にも負担となる可能性が大きくなります。

レビー小体型認知症も同様です。この病気も神経細胞の一種の老化で起きてきます。つまり、ある種の神経細胞のなかに異物タンパクがたまり、ほかの人よりも神経細胞の寿命が早く来るのです。根本的な予防はこの神経細胞自体の老化を防止するしかないということになります。

認知症防止に効果的だとか、この食べ物で症状が改善するとか、いろいろいわれてはいます。が、そうした情報に左右されて安易に試みるのは得策とはいえません。また、遺伝子治療もなかなか成功していません。

それよりも、特別なアドバイスではありませんが、十分な睡眠、食事の量とバランス、適度な運動が基本的に大切です。食事に関していえば、あなたの体格と運動量に見合った量とバランスのとれたもの、肉よりは魚を中心とした良質のタンパク質を摂ること、野菜を十分に。過度の飲酒は脳の働きを悪化させますからほどほどに、などです。

看取りが最高のくすり

認知症は、家族や周囲が病状を理解して、接し方の工夫などをすることで、本人の意思を確認することができます。その実際について、若年性アルツハイマー病の夫と十数年、共に歩んでおられる女性の手記「看取りが最高のくすり」は具体的で分かりやすいと思います。ご本人の了解を得て以下に引用させていただきます。

私は末期の若年性アルツハイマー病の夫（一二から一三年前発病、現在六〇歳）を看取りながら働いている高齢障害者（七三歳、スモン患者）です。

事情があって今年（二〇〇七年）五月二七日に、約三年間お世話になった郊外のグループホームさくらの家を退所、神戸の家に帰ってきました。今度こそ家で最期を迎えさせる決意でした。

しかし、家に戻ってきた翌朝、着替えの時に夫が転倒。その下敷きになって、訪問予定のケアマネージャーが救出に来るまで私は身動きができず、トイレも食事も救出後になりました。

「あなたでは（介護は）無理ですね」と近くの介護老人保健施設がショートステイで夫を入れてくれました。それからは介護老人保健施設をショートで回るという、文字どおり「介護難民」になりました。神戸の中央部では、特別養護老人ホームは無論のこと、介護老人保健施設も待機者があるくらい厳しいのです。グループホームなら都会でも空いていますが、夫の現在の症状に対応できません。

介護老人保健施設を回りながら夫に聞きました。「さくらの家にいる方がよかったかしら?」。言葉が発せられなくなっている夫はかぶりを振りました。隣の区にあるS介護老人保健施設では大歓迎をしてくれました。私は職員の態度が好ましいものに感じられましたので、夫に尋ねました。「ここ、いい?」。でも夫はいやいやをしました。彼と私の施設評価が違うことがわかりました。

「M荘は?」。これも難しい表情でノーという意思表示でした。移動のタクシーの中で私自身を指さして、夫に聞きました。「あなたは、このおばが側にいるところがいいの?」。彼の顔がほころびました。介護タクシーのドライバーが「彼が返事できてよかった」と思うのが感じられました。

「家がいちばんいい。どうしてもダメなら家から近いところにしてくれ」と、夫が思っていることが確認できました。

この例でおわかりになると思いますが、認知症の患者さんの脳は空っぽになっているのではありません。ふつうの人と同じ豊かな感情を持っています。言葉による理解ができなくなっても、感情で状況をしっかりつかんでいます。相手からの感情による質問に感情で答えることができます。

感情によるやりとりはコツをつかめば、そんなに難しくありません。患者に対して「あなたを全面的に受け入れている」という感情を表明することが大前提です。言葉はできるだけ短い方がよく、質問は必ずイエスかノーで答えられる性質のものでなければなりません。「イヌとネコのどちらが好き」とか「なんでそうなるの」というタイプの質問は、患者の混乱を招き、コミュニケーションを阻害します。どっちが好きと聞きたいときは、一つずつ「イヌ好き?」「ネコ好き?」と二つに分けて質問すればよろしい。

また患者は、現在の記憶は苦手です。そこが患者の患者である所以ですが、過去のことはけっこう覚えており、引き出しやすいのです。言葉を失っても、過去の思い出を周囲が話題にすると、喜んだり、照れたり、憤慨したり、とても豊かな反応を示します。

このような経験は、夫からだけでなく、これまで夫とともに渡り歩いた施設や、私の勤め先へ受診にみえた患者たちから観察されています。

このような体験から私は、「ディメンシア(認知症)は忌むべき最大級の難病」と仕立てたのは、実は周囲なのだと考えます。高年障害者である私にとって、肉体的にはめちゃくちゃつらい看取りではありります。

しかし、交通事故や心臓発作と違って、終末期を豊かに過ごす時間が十分過ぎるくらい与えられた、むしろ神様から祝福された病気であるといえるのではないかと考えています。そして、看取る側の人柄も磨かれる絶好の機会ではありますまいか。そう考えると早期発見の重要性がご理解いただけるでしょう。

認知症は一般に「本人は何もわからなくなるからいいけど、周りが大変ね」と思われていますが、何が原因の認知症にせよ、患者本人は、不安、恐怖、困惑に満ちた日々を生きています。怖くてたまらない。なぜ怖いのかわからない。どうして叱られるのだろう。なぜ信じてもらえないのだろう。でもどうすればわかってもらえるのか、そのやり方がわからない。怒り、苦しみ、あせり。私は悪いことは何もしていない。でも何か人の役に立ちたい。そんな病気だと思いたくない。こんな思いが渦巻いています。

患者さんの不安を取り除き、気持ちを和らげることは周りの人の温かい心でできます。患者さんも、看取る方も、一緒に幸せになりましょう。

六月一一日、近くにある介護老人保健施設への入所が認められました。毎日、面会に行っています。施設の職長はじめ、娘夫婦、多くの友人の支えに包まれて、私はいま、へとへとですが幸せです。みんなで幸せになりましょう。

（春本幸子　兵庫県スモンの会会長、医療ソーシャルワーカー）

認知症を予防するには

認知症になりやすい危険因子が分かっているのなら、知っておきたい。予防方法があるのなら試してみたい。誰しも思うことでしょう。栄養、特にタンパク質とコレステロールが神経の発達には最も大切だということが分かってきています。高血圧は危険因子なのか。コレステロール値は関係するのか。これらのことが認知症にどのようにかかわっているのかみてみましょう。

これまで何度か引用してきた福岡県久山町の調査で、認知症の危険因子として挙げられているのは、年齢（高齢）と、長谷川式簡易テストの点数が低いことです。この二つはアルツハイマー型認知症でも脳血管性認知症でも共通です。

脳血管性認知症だけをみると、収縮期（最高）の血圧が高いこと、脳梗塞の既往歴があること、過剰なアルコール摂取が危険因子でした。ある因子を持っている人と、その因子を持たない人の認知症の発病率あるいは死亡率の比を「相対危険」と呼びます。収縮期高血圧の相対危険は一・六一（その信頼区間は一・一九から二・一九）でした。脳梗塞の既往歴があると、相対危険は三・〇六（一・二七〜七・三四）、過剰なアルコール摂取の相対危険は二・一八（一・〇一〜四・七〇）でした。糖尿病も相対危険が二・〇九（〇・九一〜四・八一）ですから、危険因子の可能性を思わせる傾向があるといえます。

「総コレステロール値を下げろ」のうそ

認知症の危険因子として、多くの解説書に目の敵のように扱われているのがコレステロールです。「総コレステロール値の高い人は、正常な人よりもアルツハイマー病になりやすい」「コレステロール低下剤使用はアルツハイマー病のリスクを低下させる」などと説明されています。

しかし、これらの指摘には注意が必要です。これらのほとんどは、総コレステロール値が極端に高く、肥満も尋常ではない外国での調査結果をもとにした判断だからです。日本の人々にそのまま当てはまるわけでは決してありません。さらに重要なことは、コレステロールはタンパク質とともに脳内の神経細胞などをつくる原料ですから、とても重要で、むしろ不足するほうが危険因子となるほどです。

実際、日本の調査（久山町調査）では、有意ではないものの、総コレステロール値が高い人のほうが認知症になる危険度が少ない傾向がありました。

また、ハワイ・ホノルル在住の日系アメリカ人を対象とした調査でも、総コレステロール値が高いほうが認知症になりにくかったことが示されています（二〇〇七年）。

このホノルルでの調査は二六年間にわたって続けられたものです。そのうち、一九九一〜九三年の時点で認知症がなく、九四〜九六年の間に新たに認知症になった人と、認知症にならなかった人の総コレステロール値を、ずっと以前にさかのぼって調べ、比較しています。

すると、最終調査時点から二〇年以上さかのぼっても、認知症にならなかった人の総コレステロール値は、認知症になった人よりも高かったのです。特に一四年前で最も顕著な差がありました。認知症になった人の平均総コレステロール値は二〇六mg／dlでした。一方、認知症にならなかった人は二二〇mg／dlでした。

一九八〇年に健診を受けた人をその後、一四年間追跡した「ＮＩＰＰＯＮ ＤＡＴＡ80」（一九八〇年循環器疾患基礎調査）でも、総コレステロール値が二二〇〜二六〇程度の人の自立割合（生存し、かつ身の回りのことを自分でできる人の割合）が最も高かったことと共通しています。

コレステロールは動脈硬化を招く悪玉の代名詞のようにいわれていますが、これは大きな間違いです。コレステロールは三大栄養素の一つ「脂質」の主要物質で、丈夫な体づくりには欠かせない原料です。血液中のコレステロールが減ると、免疫力が衰え、感染症やがんになりやすくなります。

スタチンなどのコレステロール低下剤は、総コレステロール値が三〇〇以上もあり、心筋梗塞を起こしたことがあるような人には必要かもしれません。一部のスタチン剤が寿命を延ばす可能性が、外国における長期的な臨床試験で示されたからです。

しかし、日本では総コレステロール値が二四〇〜二六〇の人が最長寿というデータが多数出ています。心筋梗塞になりやすい人でない限り、二八〇までは、コレステロール低下剤で下げる必要はありません。

寿命を縮める降圧剤の使用

認知症の解説書の多くで、コレステロールとともに認知症の危険因子としてよく挙げられているのが高血圧です。「血圧降下療法は脳血管性認知症のリスクを減らす」などと記されています。

確かに収縮期高血圧（最高血圧が高い状態）も脳梗塞の既往があることも、脳血管性認知症の危険因子です。そして、ある程度以上の収縮期高血圧の場合、降圧剤を使用すると脳梗塞の予防にはなります。しかし、だからといって降圧剤の使用がそのまま認知症の予防にはつながっていないことがランダム化比較試験で示されています。このことをよく認識しておいてほしいと思います。

むしろ、欧米の調査や日本の唯一のプラセボを対照としたランダム化比較試験では、降圧剤によって血圧を下げると、がんの発症率が有意に高まることが示されていますので、その副作用によって寿命を縮める可能性が十分ありえます。

降圧剤にはいくつかのタイプがあり、作用の仕方も異なれば、副作用や害の起こり方も異なります。降圧剤の使用によって、がんの発生や突然死が多くなる危険が臨床試験の結果から推測できるのです。

降圧剤を服用する前に、自身の血圧、家族の血圧が上昇している原因についてよく考えてみましょう。たいていは人間関係や仕事上のストレス、多忙や夜ふかし、遊びすぎなどによる睡眠不足などが関係しているものです。降圧剤に頼る前に、血圧を上げる原因になっていることはないか見極めて、それを取り除くことが大切です。

幼児期からタンパク質、魚中心の食事を

神経細胞は胎児期や新生児期にどんどん発達します。「三つ子の魂百まで」といわれますが、脳の中の神経の発達については、二歳までの状態が脳の大きさを規定するとされています。脳の発達には、特に妊娠中期から二歳までの栄養が重要とされています。栄養のなかでも、特にタンパク質やコレステロールは、神経の発達、ひいては認知機能の発達に大きく影響します。そして、よりたくさんの神経細胞があらかじめできていると、神経細胞の大きな予備があることになり、そのあと徐々に神経細胞が減少したとしても、最終的に認知症になるのが神経細胞の予備が少ない人に比べて遅くなることは十分に考えられることです。

タンパク質や脂質をどういう食事から摂るのがよいかについては、魚介類を中心とした食事が多いほうが認知症になりにくいという結果が出ています。一つはシカゴでの調査。魚料理を週一回未満よりも一回以上、あるいは二回以上のほうが六年後の認知機能の低下の程度が少なかったというものです。

もう一つはニューヨークでの調査です。魚中心の食事（地中海食）の頻度で三段階に分け、少ない人に比べると、多い人は認知症になる危険度が約三分の一でした。

一方、抗酸化物質といわれるβカロチンやビタミンEなどを壮年期にたくさん摂取しても、高齢になってからの認知機能には、まったく影響がありませんでした。ビタミン類は、バランスのよい食事をすることで必要量を摂ることができますから、ことさらサプリメントなどで補う必要はありません。

適度な運動を心がける

脳血管性認知症に対しては、「運動」の相対危険は〇・八一でした。まあ多少はよいかもしれないという程度であって、有意とはいえません。ただ、運動することで症状を悪くする可能性はないといえます。

一方、アルツハイマー型では運動不足が重要な、唯一の危険因子として挙がっています。運動の相対危険は〇・二でした。つまり、適度な運動をする人はしない人に比べて、五年後のアルツハイマー型認知症の発症が約五分の一だったということです。ほかにも同様の調査があります。

一方で、アルツハイマー型認知症になる素質を持った人は、もともと意欲も落ちているから運動をあまりしないのではないか、運動不足は原因ではなく結果ではないか、という指摘もありえます。

しかし、リズム運動、有酸素運動、腹式呼吸（胸郭ではなく横隔膜を上下させて呼気を強く長くする呼吸、横隔膜呼吸ともいう）は、血圧を下げ、精神の安定にもよいことを示す事実が多数あります。片頭痛の治療に、薬剤と横隔膜呼吸（複式呼吸）を比較したランダム化比較試験では、再発防止には横隔膜呼吸が圧倒的によかったとの結果が出ています。適度な運動は過酸化物質を消去する酵素を誘導するため、細胞の老化や変性を少なくすることに役立つと考えられます。少なくとも適度な運動がアルツハイマー型認知症の発症防止によいということを積極的に否定する根拠はないように思います。

体格と運動量に見合う程度の総カロリーで、栄養バランスのよい食事とともに、一日一五分でも二〇分でも「ちょっとだけしんどいな」と思う程度に、軽く汗をかくような運動をしましょう。私自身が日常生活で心がけていることは、週二～三回は朝一五分間程度のジョギングをしたり住まいと職場との間（片道一㎞余り）を早足歩きする。職場（九階）の階段の昇降、駅ではできるだけ階段を使うことなどです。

おわりに

本書を読み終えた方は、少々不安になったり、暗い気持ちになったりしたかもしれません。「今、家族が飲んでいる薬のなかにはせん妄の原因になるものがある」「どうもこれが原因で悪化したようだ」「止めたほうがいいに違いない」「けど、すぐに止められるだろうか」「あれを使い続けていなかったら、こんなに悪くなることはなかったのではないか」「これ以上使い続けたら副作用で危険な状態に陥るかもしれない」

しかし、読者のみなさんには、むしろ一度、薬剤に対するそうした恐れの気持ち、疑う目を持っていただきたい、そして徹底的に調べなおしてほしいと思うのです。

ただし、薬剤について忘れないでほしいことは、危険はつきものですが、すべての人にその危険が及ぶというわけではないということです。適切に処方されて、改善に向かう人もいます。しかしその一方で、害反応（副作用）が生じたり、本来は必要のない人にまで乱用されている実態もまた知っておいてほしいのです。

これまでにNPO法人医薬ビジランスセンター（薬のチェック）に寄せられた相談に共通しているのは、薬には良い面だけではなく危険な面があることを医師から知らされていないという点です。薬剤の良い面ばかりが強調され、大丈夫と言われる。あるいはまったくわけの分からないままに使い続ける。それによって重大な結果を招き、薬剤を止めていれば被害にあうことはなかったのに、と後で知ることが少なくないということです。取り返しのつかない状態となることも少なくないため、医療過誤の訴訟も絶えません。

私がこれまで書籍や雑誌、新聞などを通じて発してきた警告に対して、医療側からの最も多い批判は「患者をいたずらに不安に陥れる」というものです。この批判と、薬剤の害を知った患者のパニックは表裏一体です。

すなわち、患者のパニックの背景を考えると、処方する医師が薬剤の害に関する知識や認識を持ち合わせていないか、たとえ持っていても患者に十分伝えていないという医療現場の実態が浮かび上がります。取り返しのつかない状態になってから、あるいはそこまでいかなくても相当危険な状態になった後で患者が気づくのと、少しは不安にさせるとしても、十分取り返しのきく状態で気づくのと、どちらの被害が少ないでしょうか。

優れた薬でも使い方によっては毒になります。効くという確かな根拠のない、「薬」とは呼べないようなものもあります。あるいは、どう使っても毒の側面のほうが強いものが世の中には出回っています。

この国の薬害の歴史を振り返っても分かるように、薬剤に関する医薬品業界、医学界の権威者の主張や、国のチェック機能をそのまま信用することはできません。残念なことに、マスメディアに対しても国や権威やメーカーへの徹底的な批判・チェック機能を期待することはできません。現に、〇九年、インフルエンザを「ブタインフルエンザ」「新型インフルエンザ」「パンデミック」と騒ぐWHOや厚生労働省や専門家とされる権威の意見をそのまま報道する記事や番組が圧倒的でした。これでは、人々はあまりにも偏った情報しか得ることができず、適切な判断は困難です。

となれば、「夢の新薬」「画期的効果」とマスメディアがもてはやしたり、医学・薬学界の権威筋をはじめ医師・薬剤師が強く勧めても、「本当だろうか」と疑ってかかる姿勢が、日ごろから必要です。そして、ことの是非を自ら吟味することが大切です。疑うことと吟味することで情報を見る目は鍛えられます。もちろん、本書の内容そのものも疑って吟味していただきたいと思います。

ＮＰＯ法人医薬ビジランスセンターは「ビジランス＝監視」という意味のとおり、医薬に関する動向を監視し、市民一人ひとりが自己点検するための情報を提供してきました。みなさんが医薬に関する正しい情報を手にし、関心を持ち続けることが現状を正しい方向に変える力になると信じています。

二〇一〇年七月　　浜　六郎

リスト1　せん妄を生じさせやすい主な薬剤とその対処法

薬効分類	薬剤の一般名（主な商品名）	せん妄以外の症状	中止、減量の方法など	その他治療方法の原則
H2ブロッカー、抗ヒスタミン剤	ファモチジン(ガスターなど)、ラニチジン(ザンタックなど)など	感染症悪化、アレルギー、免疫異常の治癒が遅れる	即時中止。軽快後、どうしても必要なら少量を再開	中止のみで可、余分な治療は複雑化のもと
睡眠剤、鎮静剤、抗不安剤	種々、特に短時間型睡眠剤:トリアゾラム(ハルシオンなど)、ゾルピデム(マイスリー)など	ねむけ、翌日夕方せん妄、前向き健忘	長期間使用後に突然中止すると、禁断症状が出ることがある。徐々に減量し、中止(短時間型の睡眠剤は長時間型に変更して徐々に減量し、中止する)	
抗うつ剤	SSRI:特にパロキセチン(パキシル)	攻撃性が高まり、犯罪につながることがある。自殺念慮、企図、既遂あり	早めに徐々に減量する。興奮、攻撃性にも、減量のみで可。ただし、本人と周りの安全には十分配慮のこと。余分な治療は複雑化のもと	
抗インフルエンザウイルス剤	オセルタミビル(タミフル)	呼吸抑制、低酸素性、けいれん、突然死、肺炎、感染症重症化、糖尿病、出血、消化管出血	用いないこと。幼児、高齢者、ハイリスク者は危険。せん妄は短時間。中止のみで可	チアノーゼからけいれんを起こした場合、抗けいれん剤は禁忌。人工呼吸と酸素吸入が基本
抗精神病用剤	フェノチアジン、ブチロフェノン、スルピリド、リスペリドン、クエチアピン、オランザピンなど	錐体外路症状(ジストニア、パーキンソン症状、悪性症候群)、血圧低下、発汗、痙攣、致死的不整脈、突然死、脳梗塞(特にリスペリドンなど)	一時中止。軽快後、どうしても必要なら少量を再開	錐体外路症状には抗パーキンソン剤を短期間に。悪性症候群にはダントロレン
アルツハイマー型認知症要剤	ドネペジル(アリセプト)	パーキンソン症状、下痢、嘔吐、腹痛など	中止	早期に中止すれば特別な治療は不要
抗パーキンソン剤	レボドパ剤、アマンタジン、ブロモクリプチン、ビペリデン、セレギリン、ペルゴリド、カベルゴリンなど	幻覚、妄想、尿閉	一時中止。軽快後、どうしても必要なら少量を再開	早期なら中止、減量のみで可。抗精神病剤は、使ってもごく短時間で中止を
ステロイド剤	種々	あらゆる精神症状があらゆる時期に生じうる、その他種々	多くの場合、減量で軽快(長期使用後中断は危険)	抗精神病剤など余分な治療は複雑化のもと(使用するにしても短期間に)

リスト1　せん妄を生じさせやすい主な薬剤とその対処法

薬効分類	薬剤の一般名（主な商品名）	せん妄以外の症状	中止、減量の方法など	その他治療方法の原則
非ステロイド抗炎症剤（NSAIDs）	種々	けいれん、脳症、感染症増悪、敗血症、多臓器不全	即時中止	対症療法、細菌性感染症で適切な抗生物質があるなら使用
抗生物質	イミペネム、ペニシリン、セフェム、クラリスロマイシン、アジスロマイシン	はき気、けいれん、ピクつき、不整脈	即時中止。代替抗生剤に変更。初期なら中止で簡単に消退。長期化で治癒困難	制吐剤や抗精神病剤は厳禁（けいれんを誘発し危険）
降圧剤	種々	脱力	減量、中止（高血圧の原因＝ストレスなどを見直す）	特に不要
インターフェロン	インターフェロンα、α-2a、α-2b、インターフェロンβ、ペグインターフェロンなど	あらゆるタイプの精神神経症状があらゆる時期に生じうる。その他免疫異常などあらゆるタイプの病気が生じうる	精神神経症状など、新たな病気が生じたら、早めに中止（重篤な症状なら即時中止）	原則として無治療で回復を待つ

その他	
交感神経刺激	抗うつ剤（三環系）、喘息用薬（アドレナリン、β作動剤、テオフィリン剤）、咳止め（エフェドリン系：市販品にあり）、昇圧剤、覚醒剤、鼻水止め（プソイドエフェドリン）など
交感神経抑制	抗不整脈剤、局所麻酔剤、制吐剤、降圧剤（α、βブロッカー）、排尿促進剤（αブロッカー）など
抗コリン剤	鎮痙剤（腹痛止め）、抗潰瘍剤、鼻水止めなど
コリン作動剤	重症筋無力症用剤、排尿促進剤、腸蠕動促進剤など
オピオイド剤	モルヒネ等オピオイド、コデイン、中枢性鎮咳剤
ロイコトリエン受容体拮抗剤	プランルカスト（オノンなど）、ザフィルルカスト（アコレート）、モンテルカスト（キプレス、シングレア）
抗がん剤	種々あり。白質脳症などにより脳機能低下
乳酸アシドーシスを生じる薬剤	ビタミン抜きの高カロリー輸液（ショック、汎血球減少症、各種ホルモン分泌低下、ウェルニッケ脳症、ウェルニッケコルサコフ症候群）、ビグアナイド剤、ホパンテン酸カルシウム
その他	強心配糖体、アルミニウム塩、ビスマス、金製剤、イソニアジド、造影剤、利尿剤（低ナトリウムで）、麻疹ワクチン、ムンプスワクチン、MMRワクチン、血糖降下剤（SU剤、インスリン）など

リスト2　認知症用薬剤の評価

一般名	主な商品名	作用のし方による分類	判定理由	JIP判定
1. アルツハイマー型認知症に適応のある薬剤				
ドネペジル	アリセプト	コリンエステラーゼ阻害剤	限定使用	△
2. 老年精神病などに適応のある薬剤				
クロルプロマジン＋プロメタジン	ベゲタミンA/B	神経遮断剤（統合失調症用剤）	パーキンソン症状を起こしやすい	△*a
3. 脳梗塞後遺症における攻撃的行為、精神興奮、徘徊、せん妄の改善の適応がある薬剤				
チアプリド	グラマリールなど	神経遮断剤	パーキンソン症状	×
4. 脳梗塞後遺症に伴う慢性脳循環障害による意欲低下の改善の適応のある薬剤				
ニセルゴリン	サアミオンなど	麦角アルカロイド系（メーカーは脳循環改善作用など種々主張しているが）	無効	×
アマンタジン	シンメトレルなど	抗パーキンソン剤	幻覚、興奮など起こしやすい	×
5. あいまいな適応症で認知症の周辺症状としてのうつ状態に使用されている薬剤				
スルピリド	ドグマチールなど	神経遮断剤	パーキンソン症状を起こす	×
パロキセチン	パキシル	SSRI	攻撃性が出現しやすい	×
フルボキサミン	ルボックス デプロメール		有効との証拠はまったくない	×
セルトラリン	ジェイゾロフト			×
6. 適応はないにもかかわらず、認知症の周辺症状としての精神症状に使用されている薬剤				
ハロペリドール	セレネースほか	神経遮断剤	パーキンソン症状、悪性症候群、突然死等、害が大	×
その他種々	種々			×
リスペリドン	リスパダール	非定型抗精神病剤	脳卒中（特に脳梗塞）の頻度が3倍になる	×
オランザピン	ジプレキサ			×
クエチアピン	セロクエル			×
ペロスピロン	ルーラン			×

リスト2　認知症用薬剤の評価

一般名	主な商品名	作用のし方による分類	判定理由	JIP判定
7. 認知症の周辺症状としての不眠や不安、不定愁訴に使用されている薬剤				
トリアゾラム	ハルシオン	短時間作用型睡眠剤	特に日中や夕方に認知症の症状が悪化	×
ゾルピデム	マイスリー			×
ベンゾジアゼピン剤	デパスなど種々	ベンゾジアゼピン系抗不安剤	認知症悪化、昼夜逆転など	×
8. 脳梗塞急性期の意識障害、脳卒中後片麻痺患者の機能回復促進などに承認されている薬剤				
シチコリン	ニコリンなど	アセチルコリン系	認知症には適応なし、根拠乏しく無効	×

このほか、1998年以前には承認されていたがその後承認が取り消されたいわゆる「脳代謝改善剤」や「脳循環改善剤」が合計30種類余り（医薬品として存在している薬剤も一部にはあるが、脳梗塞関連の後遺症あるいはそれに伴う意欲の低下などの適応はいずれも削除された）。

△:限定使用(原則としては不要だが、特別な事情のある場合に限って慎重に考慮すべきもの)
△*a：症状の激しいときにのみごく短期間の使用にとどめる。せん妄の原因疾患（62頁）、原因薬剤（リスト1）の中止など再点検のうえ、コントロールできるものを治療、あるいは排除すれば不要になることが多い。ベゲタミンが使えない場合は、適応はないが、ハロペリドール（少量）しかない。いずれにしても短期間、必要最小限に。

幻冬舎新書 181

認知症にさせられる！

二〇一〇年七月三十日 第一刷発行

著者 浜 六郎

発行人 見城 徹
編集人 志儀保博
発行所 株式会社 幻冬舎
〒一五一-〇〇五一 東京都渋谷区千駄ヶ谷四-九-七
電話 〇三-五四一一-六二一一(編集)
〇三-五四一一-六二二二(営業)
振替 〇〇一二〇-八-七六七六四三
ブックデザイン 鈴木成一デザイン室
印刷・製本所 株式会社 光邦

Printed in Japan ISBN978-4-344-98182-9 C0295
は-6-1
幻冬舎ホームページアドレス http://www.gentosha.co.jp/
*この本に関するご意見・ご感想をメールでお寄せいただく場合は、comment@gentosha.co.jp まで。